《科学美国人》精选系列

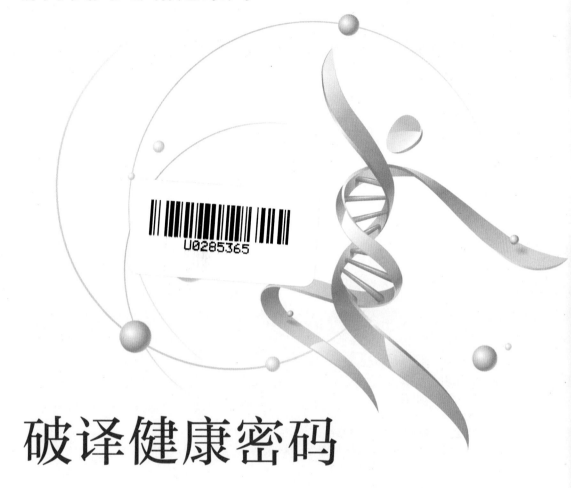

破译健康密码

《环球科学》杂志社 外研社科学出版工作室 编

外语教学与研究出版社
FOREIGN LANGUAGE TEACHING AND RESEARCH PRESS
北京 BEIJING

图书在版编目 (CIP) 数据

破译健康密码 /《环球科学》杂志社，外研社科学出版工作室编 . -- 北京 ：
外语教学与研究出版社，2018.11
 （《科学美国人》精选系列）
 ISBN 978-7-5213-0498-5

Ⅰ . ①破… Ⅱ . ①环… ②外… Ⅲ . ①保健－基本知识 Ⅳ . ①R161

中国版本图书馆 CIP 数据核字 (2018) 第 266914 号

出 版 人　徐建忠
责任编辑　丛　岚
责任校对　刘雨佳
装帧设计　水长流文化
出版发行　外语教学与研究出版社
社　　址　北京市西三环北路 19 号（100089）
网　　址　http://www.fltrp.com
印　　刷　北京华联印刷有限公司
开　　本　710×1000　1/16
印　　张　12.5
版　　次　2019 年 1 月第 1 版 2019 年 1 月第 1 次印刷
书　　号　ISBN 978-7-5213-0498-5
定　　价　59.80 元

购书咨询：（010）88819926　电子邮箱：club@fltrp.com
外研书店：https://waiyants.tmall.com
凡印刷、装订质量问题，请联系我社印制部
联系电话：（010）61207896　电子邮箱：zhijian@fltrp.com
凡侵权、盗版书籍线索，请联系我社法律事务部
举报电话：（010）88817519　电子邮箱：banquan@fltrp.com
法律顾问：立方律师事务所　刘旭东律师
　　　　　中咨律师事务所　殷　斌律师
物料号：304980001

《科学美国人》精选系列

丛书顾问

陈宗周

丛书主编

刘　芳　　章思英

褚　波　　姚　虹

丛书编委（按姓氏笔画排序）

丛　岚　　刘雨佳　　刘晓楠　　何　铭　　罗　凯　　赵凤轩

郭思彤　　龚　聪　　韩晶晶　　蔡　迪　　廖红艳

序　集成再创新的有益尝试

欧阳自远
中国科学院院士　中国绕月探测工程首席科学家

　　《环球科学》是全球顶尖科普杂志《科学美国人》的中文版，是指引世界科技走向的风向标。我特别喜爱《环球科学》，因为她长期以来向人们展示了全球科学技术丰富多彩的发展动态；生动报道了世界各领域科学家的睿智见解与卓越贡献；鲜活记录着人类探索自然奥秘与规律的艰辛历程；传承和发展了科学精神与科学思想；闪耀着人类文明与进步的灿烂光辉，让我们沉醉于享受科技成就带来的神奇、惊喜之中，对科技进步充满敬仰之情。在轻松愉悦的阅读中，《环球科学》拓展了我们的知识，提高了我们的科学文化素养，也净化了我们的灵魂。

　　《环球科学》的撰稿人都是具有卓越成就的科学大家，而且文笔流畅，所发表的文章通俗易懂、图文并茂、易于理解。我是《环球科学》的忠实读者，每期新刊一到手就迫不及待地翻阅以寻找自己最感兴趣的文章，并会怀着猎奇的心态浏览一些科学最前沿命题的最新动态与发展。对于自己熟悉的领域，总想知道新的发现和新的见解；对于自己不熟悉的领域，总想增长和拓展一些科学知识，了解其他学科的发展前沿，多吸取一些营养，得到启发与激励！

每一期《环球科学》都刊载有很多极有价值的科学成就论述、前沿科学进展与突破的报告以及科技发展前景的展示。但学科门类繁多，就某一学科领域来说，必然分散在多期刊物内，难以整体集中体现；加之每一期《环球科学》只有在一个多月的销售时间里才能与读者见面，过后在市面上就难以寻觅，查阅起来也极不方便。为了让更多的人能够长期、持续和系统地读到《环球科学》的精品文章，《环球科学》杂志社和外语教学与研究出版社合作，将《环球科学》刊登的"前沿"栏目的精品文章，按主题分类，汇编成系列丛书，包括《大美生命传奇》《极简量子大观》《极简宇宙新知》《未来地球简史》《破译健康密码》《畅享智能时代》《走近读脑时代》《现代医学脉动》等，再度奉献给读者，让更多的读者特别是年轻的朋友们有机会系统地领略和欣赏众多科学大师的智慧风采和科学的无穷魅力。

　　当前，我们国家正处于科技创新发展的关键时期，创新是我们需要大力提倡和弘扬的科学精神。前沿系列丛书的出版发行，与国际科技发展的趋势和广大公众对科学知识普及的需求密切结合；是提高公众的科学文化素养和增强科学判别能力的有力支撑；是实现《环球科学》传播科学知识、弘扬科学精神和传承科学思想这一宗旨的延伸、深化和发扬。编辑出版这套丛书是一种集成再创新的有益尝试，对于提高普通大众特别是青少年的科学文化水平和素养具有很大的推动意义，值得大加赞扬和支持，同时也热切希望广大读者喜爱这套丛书！

前言　科学奇迹的见证者

陈宗周
《环球科学》杂志社社长

　　1845年8月28日，一张名为《科学美国人》的科普小报在美国纽约诞生了。创刊之时，创办者鲁弗斯·波特就曾豪迈地放言：当其他时政报和大众报被人遗忘时，我们的刊物仍将保持它的优点与价值。

　　他说对了，当同时或之后创办的大多数美国报刊消失得无影无踪时，170岁的《科学美国人》依然青春常驻、风采迷人。

　　如今，《科学美国人》早已由最初的科普小报变成了印刷精美、内容丰富的月刊，成为全球科普杂志的标杆。到目前为止，它的作者包括了爱因斯坦、玻尔等160余位诺贝尔奖得主——他们中的大多数是在成为《科学美国人》的作者之后，再摘取了那顶桂冠的。它的无数读者，从爱迪生到比尔·盖茨，都在《科学美国人》这里获得知识与灵感。

　　从创刊到今天的一个多世纪里，《科学美国人》一直是世界前沿科学的记录者，是一个个科学奇迹的见证者。1877年，爱迪生发明了留声机，当他带着那个人类历史上从未有过的机器怪物在纽约宣传时，他的第一站便选择了《科学美国人》编辑部。爱迪生径直走进编辑部，把机器放在一张办公桌上，然后留声机开始说话了："编辑先生们，你们伏案工作很辛苦，爱迪生先生托我向你们问好！"正在工作的编辑们惊讶得目瞪口呆，手中的笔停在空中，久久不能落下。这一幕，被《科学美国人》记录下来。1877年12月，《科学美国人》刊文，详细介绍了爱迪生的这一伟大发明，留声机从此载入史册。

留声机，不过是《科学美国人》见证的无数科学奇迹和科学发现中的一个例子。

可以简要看看《科学美国人》报道的历史：达尔文发表《物种起源》，《科学美国人》马上跟进，进行了深度报道；莱特兄弟在《科学美国人》编辑的激励下，揭示了他们飞行器的细节，刊物还发表评论并给莱特兄弟颁发银质奖杯，作为对他们飞行距离不断进步的奖励；当"太空时代"开启，《科学美国人》立即浓墨重彩地报道，把人类太空探索的新成果、新思维传播给大众。

今天，科学技术的发展更加迅猛，《科学美国人》的报道因此更加精彩纷呈。无人驾驶汽车、私人航天飞行、光伏发电、干细胞医疗、DNA计算机、家用机器人、"上帝粒子"、量子通信……《科学美国人》始终把读者带领到科学最前沿，一起见证科学奇迹。

《科学美国人》也将追求科学严谨与科学通俗相结合的传统保持至今并与时俱进。于是，在今天的互联网时代，《科学美国人》及其网站当之无愧地成为报道世界前沿科学、普及科学知识的最权威科普媒体。

科学是无国界的，《科学美国人》也很快传向了全世界。今天，包括中文版在内，《科学美国人》在全球用15种语言出版国际版本。

《科学美国人》在中国的故事同样传奇。这本科普杂志与中国结缘，是杨振宁先生牵线，并得到了党和国家领导人的热心支持。1972年7月1日，在周恩来总理于人民大会堂新疆厅举行的宴请中，杨先生向周总理提出了建议：中国要加强科普工作，《科学美国人》这样的优秀科普刊物，值得引进和翻译。由于中国当时正处于"文革"时期，杨先生的建议6年后才得到落实。1978年，在"全国科学大会"召开前夕，《科学美国人》杂志中文版开始试刊。1979年，《科学美国人》中文版正式出版。《科学美国人》引入中国，还得到了时任副总理的邓小平以及时任国家科委主任的方毅（后担任副总理）的支持。一本科普刊物在中国受到如此高度的关注，体现了国家对科普工作的重视，同时，也反映出刊物本身的科学魅力。

如今，《科学美国人》在中国的传奇故事仍在续写。作为《科学美国人》在中国的版权合作方，《环球科学》杂志在新时期下，充分利用互联网时代全新的通信、翻译与编辑手段，让《科学美国人》的中文内容更贴近今天读者的需求，更广泛地接触到普通大众，迅速成为了中国影响力最大的科普期刊之一。

《科学美国人》的特色与风格十分鲜明。它刊出的文章，大多由工作在科学最前沿的科学家撰写，他们在写作过程中会与具有科学敏感性和科普传播经验的科学编辑进行反复讨论。科学家与科学编辑之间充分交流，有时还有科学作家与科学记者加入写作团队，这样的科普创作过程，保证了文章能够真实、准确地报道科学前沿，同时也让读者大众阅读时兴趣盎然，激发起他们对科学的关注与热爱。这种追求科学前沿性、严谨性与科学通俗性、普及性相结合的办刊特色，使《科学美国人》在科学家和大众中都赢得了巨大声誉。

　　《科学美国人》的风格也很引人注目。以英文版语言风格为例，所刊文章语言规范、严谨，但又生动、活泼，甚至不乏幽默，并且反映了当代英语的发展与变化。由于《科学美国人》反映了最新的科学知识，又反映了规范、新鲜的英语，因而它的内容常常被美国针对外国留学生的英语水平考试选作试题，近年有时也出现在中国全国性的英语考试试题中。

　　《环球科学》创刊后，很注意保持《科学美国人》的特色与风格，并根据中国读者的需求有所创新，同样受到了广泛欢迎，有些内容还被选入国家考试的试题。

　　为了让更多中国读者了解世界科学的最新进展与成就、开阔科学视野、提升科学素养与创新能力，《环球科学》杂志社和外语教学与研究出版社展开合作，编辑出版能反映科学前沿动态和最新科学思维、科学方法与科学理念的"《科学美国人》精选系列"丛书。

丛书内容精选自近年《环球科学》刊载的文章，按主题划分，结集出版。这些主题汇总起来，构成了今天世界科学的全貌。

丛书的特色与风格也正如《环球科学》和《科学美国人》一样，中国读者不仅能从中了解科学前沿和最新的科学理念，还能受到科学大师的思想启迪与精神感染，并了解世界最顶尖的科学记者与撰稿人如何报道科学进展与事件。

在我们努力建设创新型国家的今天，编辑出版"《科学美国人》精选系列"丛书，无疑具有很重要的意义。展望未来，我们希望，在《环球科学》以及这些丛书的读者中，能出现像爱因斯坦那样的科学家、爱迪生那样的发明家、比尔·盖茨那样的科技企业家。我们相信，我们的读者会创造出无数的科学奇迹。

未来中国，一切皆有可能。

目录 | C O N T E N T S

话题六
后基因组时代的人类未来

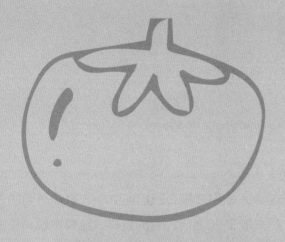

话题一
不为人知的
饮食诀窍

人如其食，食之有道。人的饮食和健康息息相关。

也许你每天会听到关于健康饮食的很多建议，但这些建议是否有科学依据呢？食物说到底不过是一堆生化物质。但是，你知道食物竟然可以掌控基因、扮演激素吗？脂肪也许是被冤枉的，心脏病其实另有真凶？牛奶不再有益无害？糖损坏牙齿却能强健骨骼？如何通过饮食预防阿尔茨海默病呢？什么样的汉堡更健康呢？……请看看科学家通过科学研究为我们揭开了哪些不为人所知的饮食诀窍。

食物
掌控基因

撰文 │ 安妮－玛丽·C. 霍奇（Anne-Marie C. Hodge）
翻译 │ 冯泽君

我们吃的食物有没有可能进入细胞最核心的控制中心，掌控基因的表达呢？中国南京大学的研究人员抽取了30名志愿者的血样，结果发现：受试者的血液中约有30种微RNA来自农作物，这些微RNA还能改变细胞功能。

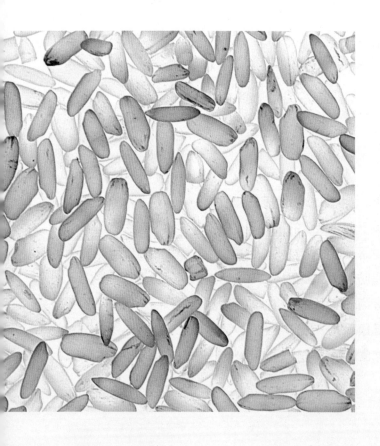

俗话说，"吃什么补什么"。多年来，人们在挑选食物时总会想起这句话。但是，事实真是这样吗？我们吃的食物有没有可能真的进入细胞最核心的控制中心，掌控基因表达呢？

根据中国南京大学张辰宇和同事的研究，这种说法确实有科学根据。他们研究了微RNA在植物—动物间的转移。微RNA是短核苷酸序列，而核苷酸正是组成遗传物质的基本单元。虽然微RNA并不直接编码蛋白质，但它们能使目标基因序列"沉默"，抑制特定蛋白的合成。研究人员抽取了30名志愿者的血样，检测其中来自各种农作物（如大米、小麦、土豆、卷心菜等）的微RNA含量。

他们在《细胞研究》上发表的结果显示，受试者血液中约有30种微RNA来自常用农作物，不仅如此，这些微RNA还能改变细胞功能：比如，其中一种来自大米的微RNA可以结合特定受体，而该受体负责控制血液中低密度脂蛋白的清除。也许，微RNA和维生素、矿物质一样，都是来自食物的功能性分子，只是它们的作用还有待进一步研究。

植物微RNA能调控人体生理过程，这一发现也说明人体是高度综合的生态系统。张辰宇说，这一发现还能帮助我们理解共同进化机制，即某一物种的基因改变可以触发另一物种改变。比如，人类开始驯养奶牛之后，人体才开始进化出消化牛奶中乳糖的功能。人类培育的植物，有没有可能也在改变人类呢？张辰宇的研究又一次提醒我们，自然界中没有孤立的存在。

低密度脂蛋白

是一种密度较低的血浆脂蛋白，在血浆中起转运内源性胆固醇及胆固醇酯的作用。其浓度升高与动脉粥样硬化的发病率增加有关。

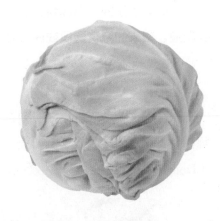

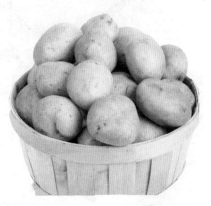

3

食物
扮演激素

撰文 | 玛丽萨·费森登（Marissa Fessenden）
翻译 | 赵瑾

研究人员发现，食物会改变人体内细胞间的信号传导，引发类似激素诱发的反应。未来的膳食建议或许该考虑到食物的这一作用。

虽然把食物想成是一杯"激素鸡尾酒"有点儿倒胃口，但是这样却有助于解释饮食对人体健康的影响。美国俄勒冈州立大学的生物化学家唐纳德·江普（Donald Jump）说："毫无疑问，食物不过就是一堆生化物质。"

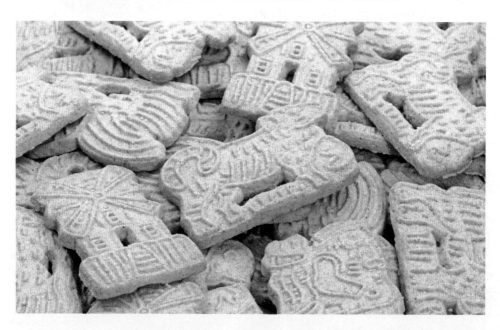

美国辛辛那提大学的兰迪·J. 西利（Randy J. Seeley）和凯伦·K. 莱恩（Karen K. Ryan）在2013年2月的《科学》杂志上发表了一篇文章，文中写道：一片饼干或一块西兰花中的生化物质，能够在人体细胞中引发类似激素诱发的反应。激素是化学物质，从身体的一个部位被运送到另一个部位，并指导靶细胞生成某种化学物质或发生某种反应。

例如，2010年，来自美国加利福尼亚州和日本的一组研究人员证实：食物中的Ω-3脂肪酸，能够与人体脂肪细胞和肌肉细胞表面的一种名叫"GPR120"的特殊蛋白结合。当Ω-3脂肪酸和这种蛋白结合时，就像将钥匙插入锁孔里一样，会引发GPR120蛋白一系列的连锁反应，最终起到抑制体重增加和消炎的作用。

由于体重增加和炎症反应都是2型糖尿病的症状，西利就大胆地推测：或许通过食疗增强GPR120蛋白所引发的细胞活动，可以有助于预防这种疾病。

脂肪酸并非唯一类似激素的食物成分。氨基酸也能激活一系列的细胞连锁反应，控制细胞分裂，影响胰岛素活性。维生素D和其他维生素则参与身体的免疫应答反应。由于Ω-3脂肪酸激活的受体属于G蛋白偶联受体家族，这类受体能够将细胞外的信号传递到细胞内。西利说，虽然科学家对于该家族中许多受体的特殊功能都有所了解，但他们还不清楚到底是哪些分子激活了这些受体。

G蛋白偶联受体

是一大类膜蛋白受体的统称，有7个跨膜α螺旋，是迄今发现的最大的受体超家族。与配体结合后，通过激活所偶联的G蛋白，启动不同的信号转导通路，产生各种生物效应。G蛋白偶联受体参与众多生理过程，比如：感光、嗅觉、行为和情绪的调节、免疫系统的调节。配体可以是小分子的糖类，脂质，多肽，也可以是蛋白质等生物大分子。

也许未来我们能在食物中找到这些分子。但江普认为，将研究发现转化成明确的膳食建议，将会是一项具有挑战性的任务。

糖类化合物：
心脏病真凶？

撰文 | 梅琳达·温纳·莫耶（Melinda Wenner Moyer）
翻译 | 致桦

多年来，少吃饱和脂肪这一观念已深入人心，许多美国人摄入精加工的糖类化合物以替代脂肪，但肥胖症、糖尿病、心脏病的发病率依然没有下降。到底谁是真凶，请听专家评说。

经过过去30多年的宣传，少吃饱和脂肪这一观念已深入人心。然而从1970年至2010年，尽管美国人日常摄入的热量中饱和脂肪所占比例一直在下降，肥胖症的发病率却翻了一番，糖尿病的发病率更是飙升至原来的3倍，心脏病也依旧是美国人的最大杀手。现在，一大批研究，包括一项针对20多项研究所做的整合分析（对同一课题的多项独立研究结果进行系统的、定量的综合性分析），发现了原因所在：饱和脂肪或许并非真凶。如今，许多美国人摄入精加工的糖类化合物以替代脂肪，不过相比后者，前者更有可能增加肥胖症、糖尿病及心脏病的风险——这一发现可能对膳食指南产生重大影响。

2010年3月，《美国临床营养学杂志》发表了一项综合了若干研究的整合分析结果。这项研究将大约35万人报告的日常食物摄入情况与他们在5～23年间心血管疾病的发病风险进行了比较。这项分析由美国奥克兰研究所儿童医院动脉粥样硬化研究计划主管罗纳德·M. 克劳斯（Ronald M. Krauss）主持，结果发现饱和脂肪的摄入与心脏病风险并无关联。

这一发现以及过去几年来得到的一些结论与传统观点截然不同。传统观点认为，饱和脂肪增加了总胆固醇水平，因而对心脏健康有害。克劳斯表示，传统观点"很大程度上是推论所得，并没有数据的支持"。

美国哈佛大学公共卫生学院营养与流行病学教授迈尔·施坦普费尔（Meir Stampfer）认为，传统观点存在的一个问题是"总胆固醇并不是一个准确的风险预测因子"。尽管饱和脂肪提高了血液中有"害"的低密度脂蛋白（LDL）胆固醇的含量，但也增加了有"益"的高密度脂蛋白（HDL）胆固醇的含量。2008年，施坦普费尔在《新英格兰医学杂志》上与人合作发表了一项研究。他们对332位中等肥胖的人进行了长达两年的随访，这些受试者分别采用了以下三种膳食配方：一种符合美国心脏病协会指南的规定，也就是少吃脂肪，限制热量摄入；另一种是地中海饮食，即多吃蔬菜，少吃红肉，限制热量摄入；还有一种是少吃糖类化合物，但不限制热量摄入。少吃糖类化合物的那一组受试者，尽管食用的饱和脂肪最多，但在结束随访时，他们不但拥有最佳的HDL/LDL比例，减去的重量还是低脂组的两倍。

施坦普费尔的发现不但表明饱和脂肪并不那么有害，还指出糖类化合物或

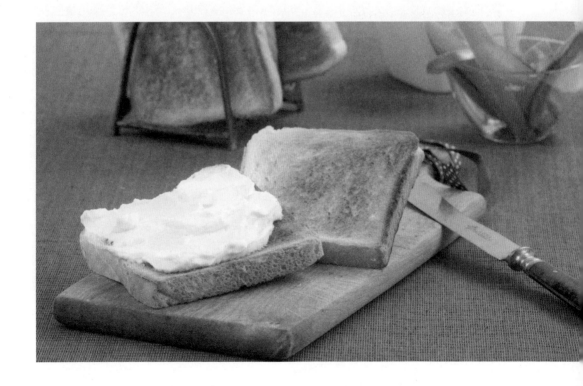

血糖指数

是衡量糖类对血糖反应的有效指标。血糖指数值越低，升高血糖的程度越低；血糖指数值越高，升高血糖的程度越高。含有等量碳水化合物的食物，其消化吸收率和引起的血糖反应是不同的：高血糖指数的食物进入胃肠道后消化快、吸收率高，葡萄糖入血快、引起的血糖峰值高；而低血糖指数的食物则相反。

血糖负荷

是食物中糖类化合物所占比例与血糖指数的乘积，用以衡量某一食物升高餐后血糖的能力。

许才是真凶。在1997年发表于《美国医学会杂志》的一项研究中，施坦普费尔及其合作者对65,000位女性进行了评估，发现食用最易消化吸收的糖类化合物（即血糖指数最高）的那1/5女性，患上2型糖尿病的可能性要比摄入糖类化合物平均血糖指数最低的那1/5女性高47%（脂肪的摄入量没有影响糖尿病的患病风险）。2007年，荷兰一项涉及15,000位女性的研究发表在《美国心脏病学会杂志》上。这些研究者发现，体重超重且摄入食物的平均血糖负荷最高的1/4女性，患冠状动脉疾病的可能性比体重超重但摄入食物平均血糖负荷最低的1/4女性高79%。美国波士顿儿童医院肥胖症研究计划主管戴维·路德维格（David Ludwig）说，这些趋势或许可以用溜溜球效应来部分解释——高血糖指数的糖类化合物推升血糖含量，这刺激了脂肪的产生及炎症的发生，增加了总热量的摄入，并降低了胰岛素敏感性。

有关脂肪与糖类化合物的思考是否应在《2010年美国膳食指南》（该《指南》每5年更新一版）中得以体现呢？美国农业部营养政策与促进中心副主任罗伯特·C.波斯特（Robert C. Post）表示，这取决于证据是否确凿有力。对于"缺乏支持的发现，应当进行更多的研究"。他解释说，眼下管理机构想要传达的主要信息是，美国人应当限制热量的总体摄入量，不论热量来自何处。波斯特说："我们发现，传达给消费者的信息必须简明扼要、开门见山。"哈佛大学的施坦普费尔则指出，管理机构面临的另一个问题是，"含糖饮料业界正在非常努力地游说，试图诱导公众怀疑所有这些研究的结果"。

没有人鼓吹应当对饱和脂肪大快朵颐，尽管听上去这个建议很诱人。一些单不饱和脂肪与多不饱和脂肪（如鱼类和橄榄油之中的脂肪）能够降低人们患上心脏病的风险。不仅如此，一些纤维含量较高的糖类化合物对机体也有着毋庸置疑的好处。但是，与麦片、面包、面条和饼干中的糖类以及精加工糖类化合物相比，饱和脂肪或许应当被视为一种中性的成分。

路德维格指出："如果减少饱和脂肪的摄入，代之以高血糖指数的糖类化合物，你有可能不会从中获益，而会适得其反。"下次，在品尝一片奶油吐司时，你该这么想才对："其实奶油才是其中更有益健康的成分。"

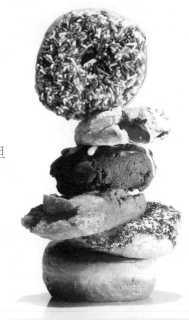

日积月累的风险：精炼后的糖类化合物，增加了人们患上心血管疾病的风险。

9

给骨骼
加点儿糖

撰文 | 蔡宙（Charles Q. Choi）
翻译 | 刘旸

虽然大家普遍认为吃糖过多对身体不利，但是糖类确实能强健骨骼。这方面的研究有助于改善骨质疏松症和关节炎的治疗方法，甚至有可能催生人工合成骨骼的新方法。

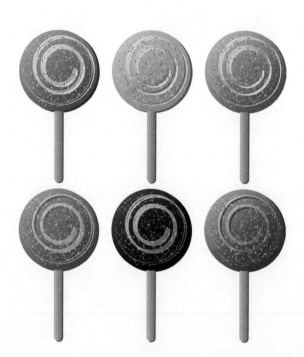

尽管甜食会损坏你的牙齿，但是糖类确实能够强健骨骼。骨骼的强韧依赖于无机和有机组分之间精确、复杂的排列方式。科学家一直认为，胶原和其他蛋白质直接控制了骨骼的结构，现在他们发现，糖类化合物才是这一使命的真正承担者，尤其是糖胺聚糖和蛋白聚糖之类的多糖。

多糖

是由10个以上单糖通过糖苷键连接而成的线性或分支的聚合物。

软骨素

是一种以硫酸软骨素形式存在于软骨中的含氮多糖。临床上服用软骨素可以有效地缓解关节炎的疼痛及发炎现象，同时具有延缓关节老化的作用。

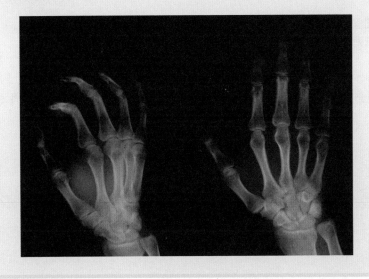

研究人员研究了马骨的磁共振图像后得出结论：多糖能够引导骨中的矿物质成分以正确的方式结晶。深入了解骨骼形成过程，有助于改善骨质疏松症和关节炎的治疗方法，甚至有可能催生人工合成骨骼的新方法。这项研究也许还为某些非处方药（比如软骨素）治疗关节及骨骼疼痛提供了理论依据。有关的详细报道请参见2007年10月16日的《材料化学》杂志。

牛奶不再有益无害

撰文 | 加里·斯蒂克斯（Gary Stix）
翻译 | 阮南捷

每天必须喝牛奶吗？营养学家有了新的证据，开始反对每天喝牛奶的饮食建议。

美国农业部、美国儿科学会以及其他一些权威机构建议人们少喝含热量的饮料。他们提出的列表中包括了大多数饮料，除了脱脂牛奶。美国的牛奶产业也使得"有牛奶吗？"成为时下最流行的口号之一，甚至标准的饮食指南里也有这样的建议：少吃含饱和脂肪的食物，每天喝三杯牛奶，老少皆宜。

有的科学家开始重新思考这种建议的正确性。他们认为，不喝那么多牛奶实际上可能更健康，甚至完全不喝牛奶也很好。更重要的是，即使是低脂牛奶，也并非传统认为的那么健康。

在2013年7月的《美国医学会杂志·儿科学》上，哈佛医学院的戴维·路德维格（David Ludwig）和沃尔特·威利特（Walter Willett）两位营养学家以评论员文章的形式发难，反对牛奶是最健康的食物的观点。他们反对喝低脂牛奶的理由很简单：所吃的食物脂肪含量越少，人就越容易饿。喝低脂牛奶的孩子会去吃更多的饼干，因为这挥之不去的饥饿感只有在吃了更多的精制糖后才会消失，而这就意味着可能造成体重的增加。路德维格和威利特提醒说，全脂牛奶中的脂肪是饱和脂肪，会增加引发动脉栓塞的胆固醇含量，同时也会增加体内一些有益胆固醇的含量，从而产生一些抵消作用。

该文作者在这篇抵制牛奶的文章中也收集了进化方面的论据。食草动物进化出给后代喂奶的行为，这使得母亲不能远离孩子，从而可以保护幼崽不被食肉动物捕食。但是当小牛犊或羔羊长大成年后，同母亲的这种亲密行为就停止了。成人喝这些小动物最喜爱的饮料，每天三次，并且持续几十年，恐怕就不是什么好事了。一种叫作胰岛素样生长因子1的激素存在于乳制品当中，这种激素跟前列腺癌以及其他一些癌症息息相关。研究人员建议，如果你担心患上骨质疏松，其实可以多吃绿叶蔬菜、坚果和谷物，这样就能够满足你每日的钙需求。

虽然这项研究还有很多工作要做，但路德维格和威利特认为，从此以后不应该再建议每天必须喝牛奶。人们没有必要再专门去超市的货架上寻找盒装牛奶。

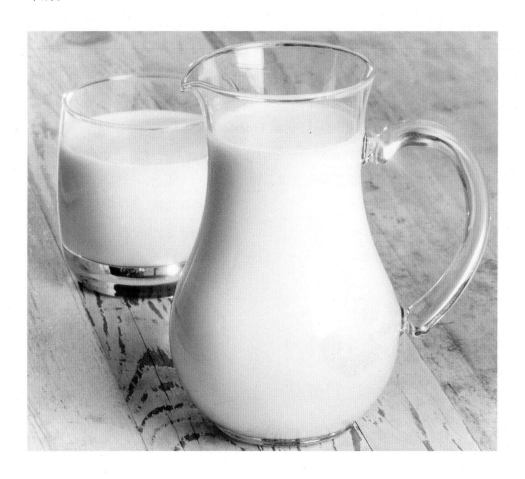

酸奶增强生育力

撰文 | 詹姆斯·E. 奥伯格（James E. Oberg）
翻译 | 王栋

喝酸奶有何益处？研究表明，食用酸奶的雄鼠比对照组雄鼠能更快找到伴侣并完成受精，也能产生更多的后代。

2011年夏天，美国麻省理工学院的一组研究人员开始研究酸奶对肥胖的影响，这是哈佛大学公共卫生学院的一项长期研究项目的后续研究。之前的那项研究表明，酸奶比其他任何食物都能更有效地防止与年龄有关的体重增加。由肿瘤生物学家苏珊·厄尔德曼（Susan Erdman）和进化遗传学家埃里克·阿尔姆（Eric Alm）领导的麻省理工学院研究小组，计划在老鼠身上重复这项研究。研究人员选取了雌雄各40只老鼠，并将它们分成两组，一组用模拟垃圾食品的高脂肪、低纤维、低营养的食物喂养，而另一组用普通鼠粮喂养。然后，他们给每一组中一半的老鼠添加香草味的酸奶。他们的目标是弄清楚富含益生菌的食物如何影响肥胖，并了解癌症等与肥胖有关的并发症的发病率。"然而，其中最引人入胜的效应却是我们未曾预料到的。"厄尔德曼说。

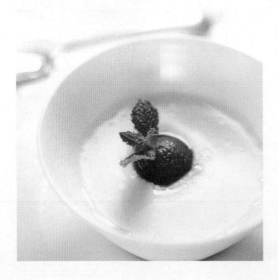

首先，科学家注意到，食用了酸奶的那些老鼠光彩照人，让人难以置信。利用传统组织学技术和外貌评价标准，研究人员发现，这些老鼠的活跃毛囊密度比同类高十倍，这就意味着它们的毛皮更加柔滑。

　　然后，研究人员发现，雄鼠表现出一些非常神奇的特征：它们的睾丸向外突出，这使它们可以表现某种"老鼠的招摇"，厄尔德曼说。通过测量雄鼠睾丸的重量，研究人员发现，食用酸奶雄鼠的睾丸比那些只吃普通鼠粮的雄鼠的睾丸重5%，而比只吃垃圾食品的雄鼠重约15%。

　　更重要的是，这种阳刚之气是能收到回报的。在交配实验中，食用酸奶的雄鼠比对照组雄鼠能更快找到伴侣并完成受精，也能产生更多的后代。而食用酸奶的雌鼠一窝能产下更多幼鼠，并更容易给幼鼠断奶。厄尔德曼和阿尔姆认为，酸奶中的益生菌有助于使老鼠变得更精瘦、更健康，间接提高了它们的繁殖率。

　　这一发现可能对人类生育产生影响。一个由美国哈佛大学营养流行病学家豪尔赫·查瓦罗（Jorge Chavarro）领导的小组，研究了酸奶摄入量与男性精液质量之间的关系。"我们的初步结果与他们老鼠实验的结果是一致的。"查瓦罗说。

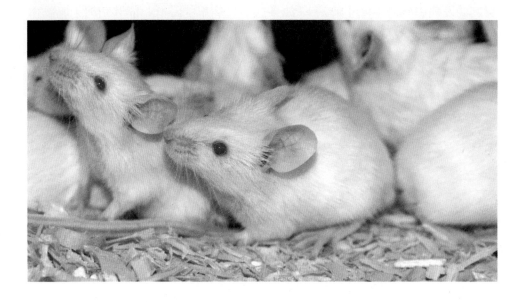

脂肪
无罪

撰文 ｜ 明克尔（JR Minkel）
翻译 ｜ 波特

脂肪是导致心脏病的元凶吗？统计学结果表明：降低脂肪摄取量不能保证与心脏病绝缘，但或许可以降低乳腺癌的发病率。

　　本质上，降低脂肪摄取量并不代表和癌症、心脏病绝缘，至少在短期内确是如此。这个结论来自"妇女健康行动"，是对将近49,000名年龄在50～79岁的女性进行调查后得出的。在实验过程中，一组受试者减少了8%～10%的脂肪摄入量，而另一组受试者的脂肪摄入量保持正常。最终，在两组受试者身上，从统计学的角度几乎看不到肠癌和心脏病发病率的差别，前一组人只有乳腺癌的发病率略微下降了9%——如果这一发病率的降低，能够归因于脂肪摄入量降低的话。在2006年2月8日的《美国医学会杂志》的三篇论文里，研究者公布了这一发现。关于乳腺癌发病率的论文的第一作者、美国西雅图佛瑞德·哈钦森癌症研究中心的罗斯·普伦蒂斯（Ross Prentice）说："后续的研究将重点统计那些偶然的发现。"

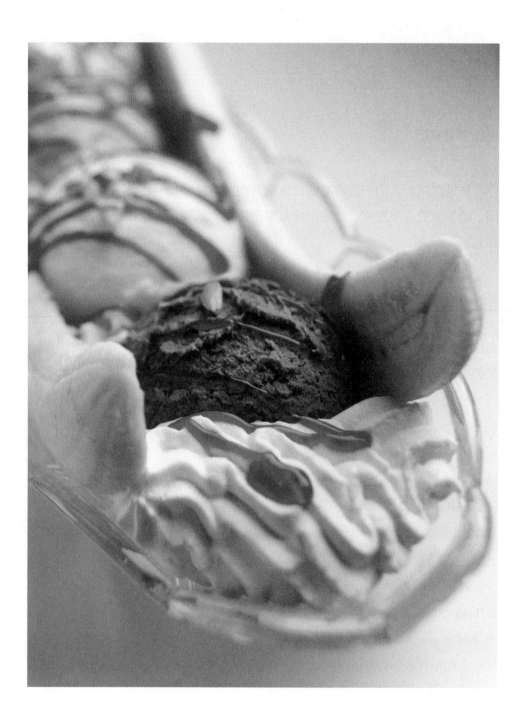

单不饱和脂肪酸能延长寿命？

记者 ｜ 陈耕石

长期以来，人们一直将高油饮食视为血管粥样硬化、高血压、糖尿病的诱因，但是研究人员发现，给线虫喂食单不饱和脂肪酸，可以让线虫的寿命延长约1/3。

长生不老是人类永恒的追求之一。2016年发表的一篇研究报告似乎让人类离这个目标更进了一步：通过对秀丽隐杆线虫（一种以细菌为食、寿命很短的简单多细胞动物）的研究，科学家发现，降低一种名为H3K4me3组蛋白甲基转移酶的蛋白质的活性，能够延长这种线虫的寿命，但其中的机理尚不得而知。

近年来，大量研究证明，在不改变DNA序列的前提下，一些对染色质的修饰也能暂时或永久性地改变基因的表达，对这类现象的研究称为表观遗传学。而H3K4me3的作用，就是给组蛋白（在染色质中，DNA都缠绕在组蛋白上）上的某个赖氨酸分子添加三个甲基，这种修饰可以直接影响线虫某些基因的表达。

美国斯坦福大学的安妮·布鲁内特（Anne Brunet）及同事发现了抑制H3K4me3的活性能延长线虫寿命的原因——他们将这一现象和脂肪的积累联系了起来。降低H3K4me3的活性后，线虫在寿命延长的同时，肠道内的单不饱和脂肪酸的积累也相应增加。为了确定肠道脂肪的积累与线虫寿命延长的因果关系，科学家使用了一种名为RNA干扰的方法，特异地抑制了线虫体内某些与脂肪代谢相关的基因的表达，得到的结果与抑制H3K4me3的活性相似：线虫肠道内单不饱和脂肪酸增加，线虫的寿命延长。

为了得到更直观的结论，布鲁内特和同事直接在线虫的食物中额外添加了油酸及棕榈油酸，结果发现，线虫的寿命延长了约1/3。相关研究结果发表在2017年4月的《自然》杂志上。

虽然与人类等高等动物相比，秀丽隐杆线虫要简单得多，但它们的组蛋白甲基化修饰和脂肪代谢途径却和高等动物非常相似。长期以来，人们一直将富

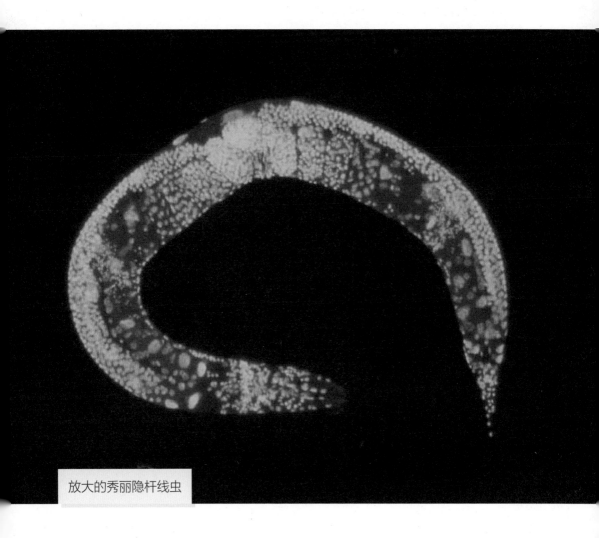

放大的秀丽隐杆线虫

含单不饱和脂肪酸的高油饮食视为血管粥样硬化、高血压、糖尿病的诱因，也许现在该重新审视单不饱和脂肪酸的功能了。

最后，告诉大家哪些食物富含单不饱和脂肪酸：猪肉牛肉等红肉、坚果、橄榄油和鳄梨等。

单不饱和脂肪酸

是含有一个不饱和键的脂肪酸。含有一个以上不饱和键的称为多不饱和脂肪酸。油酸、棕榈油酸均属于单不饱和脂肪酸。

RNA干扰

指由双链RNA诱发的、同源mRNA高效特异性降解的现象，是引起基因沉默的一种技术，广泛应用于探索基因功能和传染性疾病及恶性肿瘤的治疗领域。研究人员将根据基因序列制备的双链RNA注入体内，可引起该基因编码的mRNA降解，从而抑制该基因的功能。

橄榄油可预防
阿尔茨海默病？

撰文　|　雷切尔·努维尔（Rachel Nuwer）

翻译　|　赵瑾

如何预防阿尔茨海默病？有证据表明，特级初榨橄榄油中使你喉咙发痒的化合物或许有助于预防阿尔茨海默病，降低患病风险。

医生和营养学家很早以前就发现，地中海饮食对人体健康有益，这其中也包括降低阿尔茨海默病的患病风险。例如，对1,880位居住在美国纽约市的老年人所进行的一项研究显示，在14年内始终坚持地中海饮食的老年人，患阿尔茨海默病的概率比其他老人低32%至40%。

特级初榨橄榄油似乎是降低阿尔茨海默病患病风险的主要因素之一。坚持地中海饮食的人，对于这种芳香的绿色液体的日消耗量可达50毫升。研究人员以前认为，橄榄油的健康益处来自特级初榨橄榄油里高浓度的单不饱和脂肪酸。但是2005年，科学家发现天然存在的橄榄油刺激醛，就是橄榄油中那种使你的喉咙后部感到辛辣灼热的天然化合物，具有与消炎药布洛芬极其类似的作用。自那时起，研究人员就将他们的注意力转移到对这种化合物潜在效益的研究上来了。

研究显示，橄榄油刺激醛能够干扰神经原纤维缠结和β-淀粉样蛋白斑块的形成，而这两种病理结构在阿尔茨海默病造成的神经病变中，起着主要作用。2013年2月《美国化学学会化学神经科学》在线发表的一项研究，为我们提供了有关该化合物作用机理的新细节。研究人员在3天内，对小鼠的大脑细胞施以不同浓度的橄榄油刺激醛，并且每天还会给小鼠注射该化合物，时间持续2周（这是科学家首次进行这类实验）。在这两组实验中，有两种蛋白质水平在施以橄榄油刺激醛后显著升高。这两种蛋白质在将β-淀粉样蛋白运输出脑外以及运送β-淀粉样蛋白的降解酶中，起着重要作用。研究人员还将β-淀粉样蛋白引入小鼠大脑中。与对照组小鼠相比，这些被施以橄榄油刺激醛的小鼠在β-淀粉样蛋白的清除和降解方面，功能显著提升。阿麦勒·K.卡杜米（Amal K. Kaddoumi）是论文的作者之一，她是美国路易斯安那大学门罗分校的药剂学助理教授。她谈道："我们致力于进一步了解橄榄油刺激醛的作用机理，并希望最终能够找到一种具有类似作用的化合物，用于药物研发。"她还指出，橄榄油刺激醛用于阿尔茨海默病的预防，要比用来治疗的可能性高一些。她还认为，除了较高的橄榄油摄取量之外，造就所谓"地中海奇迹"的其他因素还包括：适度运动以及经常食用大量新鲜蔬菜。

科学家正在研究用于清除大脑中β-淀粉样蛋白的多种化合物，橄榄油刺激醛只是其中之一。2012年，一种治疗皮肤癌的药物被发现有助于减轻小鼠的阿尔茨海默病症状。还有一些能够直接与β-淀粉样蛋白结合的单克隆抗体，也能清除大脑中的β-淀粉样蛋白。肯尼思·S.科希克（Kenneth S. Kosik）是美国加利福尼亚大学圣巴巴拉分校的哈里曼神经科学教授，他认为，"这篇论文开始研究保健食品中那些真正发挥保健作用的成分"。

然而，科希克也指出，在得到人体临床实验证实之前，人们对于这些研究结果的解读必须十分谨慎。

维生素D
要补充吗？

撰文 | 梅琳达·温纳·莫耶（Melinda Wenner Moyer）
翻译 | 蒋顺兴

流行病学研究表明，高水平的维生素D摄入量对人体有益，但临床研究得到的结论恰好相反。到底孰是孰非，只能静观其变。

医师向患者建议补充维生素D已有十多年历史，理由很充分：大量研究显示，维生素D摄入量高（要远高于大多数人从常规饮食中经由太阳照射所产生的量）与慢性病（如癌症和糖尿病）发病率低之间存在相关性。所以，当美国医学研究院（为美国政府的健康政策提供建议的机构）在2010年11月得出结论说"对大多数美国人而言，补充维生素D不是必需的，反而可能有潜在危害"时，患者们对此感到困惑就情有可原了。

这件事暴露了专家们的意见分歧，可能会影响针对许多种其他补充剂而提出的医疗建议。只要涉及营养学，在什么才是有效证据这个问题上，科学家们就会分成两派。一派坚持随机临床试验是唯一合理的标准，这通常要将药物使用（如摄入大量维生素D）的影响与安慰剂的影响相比较。这些倡导重新审视维生素D研究结果的科学家都坚定地站在这一阵营，他们认为，试验"通常能够为膳食营养素参考摄入量的改进提供最科学的证据"。他们报告中的参考摄入量完全是按照临床试验数据来制定的。

另一派研究者倡导通过大量观察得到研究成果，他们的做法是比较补充和没有补充维生素D的人的身体健康状况。理论上，流行病学研究不如临床研究，因为流行病学的观察是在真实世界中进行的。在真实世界中，根本不可能控制科学家试图去理解的那些变量。为了弥补对变量控制的不足，研究者采用的方法是加大样本容量——有些关于维生素D的研究追踪了50,000人，还使用了统计学方法。根据这些研究，摄入高水平的维生素D一般来说都是有益的。

美国医学研究院的研究小组摒弃了第二种做法。美国医学研究院的这份报告余波未平，一些医师就已经开始炮轰临床研究了。他们表示，在营养学研究中，真正的安慰剂对照组很难坚持下来。你如何来防止对照组中的人从阳光和食物中获取额外的维生素D呢？这可能导致人们低估维生素D的益处。同样，从多种维生素或矿物质中挑出一种，判断它单独产生的影响也很难，因为很多营养素是共同作用的。"把随机对照试验看作唯一可靠的证据，这个想法是错误的。"美国塔夫茨大学的药理学家杰弗里·布隆伯格（Jeffrey Blumberg）说。

2010年的这场争论可能会引发新一轮口角，因为美国内分泌学会那时即将发布他们自己的维生素D指导标准。这个组织当时推荐的维生素D血浓度为30纳克／毫升，高于美国医学研究院建议的20纳克／毫升。事情到底会如何发展？我们拭目以待。

纤维可以
防癌吗？

撰文 | 明克尔（JR Minkel）
翻译 | 虞骏

多吃植物纤维有助于防癌已经成为健康常识，这一观念得到了研究人员的证实，但似乎只有谷类中的纤维才具有降低患结直肠癌风险的作用。

食用纤维和结直肠癌之间的真正关系，会乖乖地浮出水面吗？根据研究设计的不同和所调查纤维种类的不同，各类研究报告得出的结论也不同。有人认为纤维会保护你不得结直肠癌，但也有人认为它可能起不到保护作用，甚至还会增加得病的风险。2005年12月14日的《美国医学会杂志》发表了大型研究结果。这项研究总共对大约72.5万人进行了长达20年的跟踪调查，从13项前瞻性研究中得出了结论。尽管他们还无法控制混杂的饮食因素或纤维的可溶性，但研究者们发现，摄入纤维量最少（每天少于10克）的人群患结直肠癌的风险在增加。但是大量摄入纤维也不会降低这种风险。结果还暗示，谷类和全麸谷类中的纤维，而不是水果和蔬菜中的纤维，具有降低患结直肠癌风险的作用。

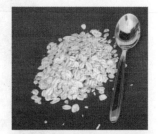
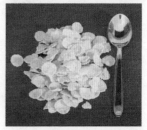
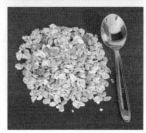

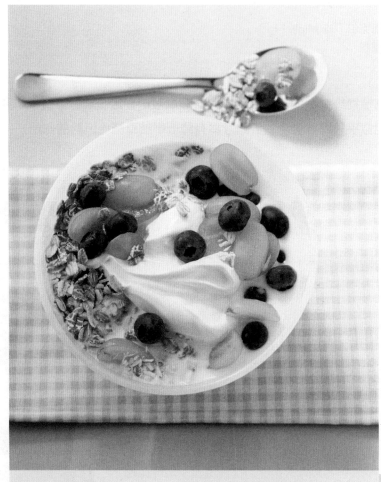

纤维的摄入量高也许不会降低患结直肠癌的风险。

蘑菇牛肉混合汉堡比牛肉汉堡更健康

撰文 | 纳塔莉·亚采维奇（Natalie Jacewicz）
翻译 | 侯政坤

汉堡也流行混搭风？什么样的汉堡更健康？美国校园在推行用更加健康的蘑菇牛肉混合汉堡代替牛肉汉堡。

2016年，美国校园中最重大的科学实验与培养皿毫无关联，而是对肉馅进行了改革。全美范围内，超过300所学校的学生将不再吃纯牛肉汉堡，而是吃牛肉与蘑菇掺杂在一起的"混合汉堡"。

这一"混搭风"始于美国烹饪学院倡导的一项名为"健康风味"的活动。2011年，美国烹饪学院和美国蘑菇委员会联合起来，探索如何利用这种伞状的菌类来改善饮食结构，从而减少牛肉大餐带来的弊端。后来，他们又与美国加利福尼亚大学戴维斯分校的一位名为珍–泽维尔·吉纳德（Jean-Xavier Guinard）的感官学家展开了合作。吉纳德是一个食品风味实验室的主管，主要负责食品风味评价和描述。2014年，这种混合汉堡正式面世了。

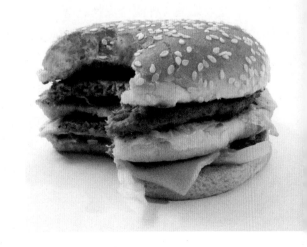

为什么要用蘑菇牛肉混合汉堡代替牛肉汉堡呢？因为蘑菇中含有一些化合物，尝起来会有肉的味道。这种味道叫作"鲜味"。但与牛肉不同，蘑菇中含有较少的卡路里和钠，且不含饱和脂肪。正因为蘑菇在营养价值方面具有这些优点，美国很多学校为达到国家制定的健康标准，都愿意尝试这种牛肉和蘑菇相混合的方式。例如，2015年秋天，美国校园食品供应商索迪斯就用一种混合汉堡取代了传统汉堡。这种新式汉堡中含有30%的蘑菇（这个量相当于一整份蔬菜）。如果索迪斯销售给学校的汉堡数量与往年相当，那么预计学生会减少约16吨饱和脂肪和3亿毫克钠的摄入。

与红肉相比，蘑菇还是一种更加环保的绿色食品。虽然蘑菇的供应商还未能量化种植蘑菇对环境的影响，但美国科罗拉多州立大学的生物农学助理教授柯克·博德斯（Kirk Borders）对此表示相当乐观。博德斯称："种植蘑菇的可持续性要远远优于生产肉类。"蘑菇生长需要的资源较少：粪肥和类似玉米皮这些富含碳的农业副产品就能让蘑菇茁壮成长。此外，种植蘑菇不像饲养牲畜那样需要大量的空间和抗生素，蘑菇的生长速度也比牲畜快很多。

尽管已有一些成功的实践，但混合汉堡的做法并不适用于所有的食物。在一项盲测中，147位受试者试吃了纯牛肉馅的墨西哥薄饼卷和蘑菇、牛肉以不同比例混合成馅的墨西哥薄饼卷。尽管半数以上的人都更加青睐蘑菇牛肉混合卷，但很多受试者都给它的口感和外观打了低分。"人们吃牛肉卷的时候，就希望看到那一条条牛肉，"吉纳德说，"然而，蘑菇牛肉混合卷中的牛肉被弄得很碎，根本难以看到它的存在。"

如果这种混合汉堡在美国校园中大受欢迎，那类似的产品也可能很快出现在办公场所。一些美国餐厅连锁店，包括必胜客和Seasons 52，也悄悄地在菜单中纳入了这种新的混搭品种，以迎合人们对健康饮食的需要。这一切都意味着混合汉堡可能成为汉堡界的明日之星。当然，这是在实验室制造汉堡时代到来之前。

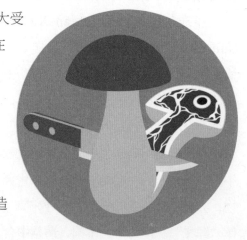

烹饪能降低
含镉大米毒性

记者 ｜ 廖红艳

如何减少重金属污染对人体健康造成的风险？研究人员发现，烹饪能降低大米和蔬菜中重金属的毒性。

20世纪30年代初，日本富山县曾出现一种怪病。刚开始人们只是劳动后感到腰背、关节疼痛，但几年后，疼痛开始遍及全身，骨骼也软化变形，变得脆弱易折。由于患者总是不停喊痛，日本医生把这种病因不明的病称为"痛痛病"。调查数年后才发现，怪病的源头，居然是当地人灌溉农田的名叫"神通川"的河流。河流上游的一家炼锌厂，排出的污水含有大量镉（Cd）。人们通过食用稻米等作物，使得这些有毒的镉进入人体，富集下来。痛痛病实际上就是典型的慢性镉中毒。

如今，对重金属污染导致的疾病，研究人员已经有深入的了解，20世纪发生在日本的悲剧应该不会再重演。不过，值得警惕的是，随着工业化、城镇化的加剧，我国一些地方的农耕地正受到重金属污染。如何减少重金属污染对人体健康造成的风险？中国科学院华南植物园副研究员庄萍认为，在短时间无法完成土壤治理的情况下，在食物链末端寻求有效方法，或许是一条捷径。为此，庄萍的研究团队，研究了烹饪对大米中镉、砷（As）和蔬菜中镉、铅（Pb）生物毒性的影响，相关研究分别发表在《食品化学》和《环境科学和污染研究》杂志上。

庄萍和同事的研究对象是南方常见的长粒米，分别是普通市售镉未超标大米、粤北矿区附近土地上产出的镉超标大米和实验室种植的镉污染大米（镉污染水平分别为低、中、高）。研究人员按中国人的习惯，以一份米、两份水（质量比）将生米煮成熟饭后，将米饭冷冻磨细，放入体外消化模型（PBET），模拟肠胃系统的消化过程，最后测出消化前后，重金属在大米样本以及消化残留物中的浓度，进而得出镉和砷的生物可给性。结果表明，烹饪处理后，三种大米中镉和砷的生物可给性都有一定程度的降低，且中、高污染水平大米中镉的生物可给性降低得尤为明显。

生物可给性

是指在胃肠道消化过程中，污染物从土壤、食物等基质，释放到胃肠液中的量与总量的比值。

有意思的是，研究人员还惊喜地发现，对大米进行烹饪处理后，在最后剩余的、无法消化的残留物中，镉、砷的含量都有很大提升。"可能是因为，这部分镉和砷与一些膳食纤维（比如晶状纤维素中的微细纤维）结合，生成了某种复合物，所以很难被人体吸收，"研究人员在论文中表示，"对这些残留物进行深入研究，或许能揭示，食物消化时重金属形态到底发生了怎样的改变，从而可以找出降低污染物毒性的方法。"

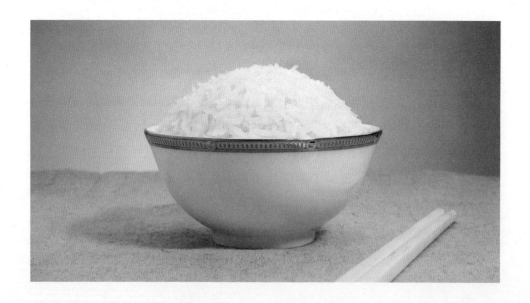

既然水煮大米能产生一定效果，那多加些水是不是效果会更好？为了验证这个猜想，研究人员又以1:4和1:6的米水比重复了上述实验，结果发现，溶于沸水的镉非常少，加水并不能改变米饭中镉的生物可给性，但对降低大米中砷的生物可给性有一定作用。

"在中国、日本、孟加拉国和印度的一些地区，大米在居民食谱中有着不可替代的地位。而相比其他农作物，镉和无机砷又更容易在稻米中富集，"庄萍介绍说，"所以，在这些地区评估食用受污染大米可能造成的健康风险非常有必要。"

随后，研究人员又对6种蔬菜（包括叶菜类的菠菜、生菜，果实类的西红柿、黄瓜，以及根茎类的土豆、胡萝卜），分别进行体外消化实验，并检测了其中镉、铅的浓度变化。全部270份蔬菜样本，都是从珠江三角洲9个城市的超市和地摊中随机选取的。按照叶菜类和果实类煮8分钟、根茎类煮12分钟的标准，研究人员对蔬菜进行了烹饪实验。结果发现，对于不同种类蔬菜中的重金属污染物，烹饪产生的效果并不相同。总体来说，水煮对叶菜类蔬菜影响比较大，叶菜中镉、铅的浓度和生物可给性均有显著下降；但对果实类和根茎类蔬菜则影响不明显。

好消息是，检测结果表明，所有蔬菜样本中的镉、铅含量，都在

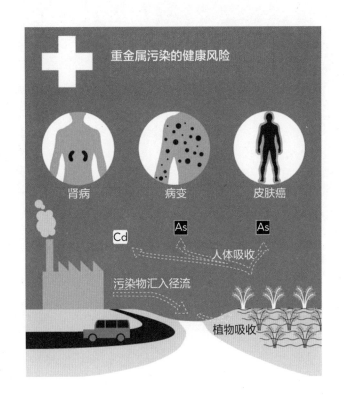

重金属污染的健康风险

肾病

病变

皮肤癌

Cd

As

As

人体吸收

污染物汇入径流

植物吸收

安全范围内。相对而言，粤北矿区附近土地上产出的大米，污染水平已经超出了国家标准，长期食用这种中度污染水平的大米，会造成健康风险。当然，除了考虑污染水平及食用量，不同群体对重金属的吸收水平也可能不同。比如，与成年人相比，儿童的风险一般都会更高。此外，个体营养水平与肠道环境、膳食纤维、肠道菌群、重金属形态等，都可能影响人体对重金属的吸收。

研究人员希望，在坚持土壤治理的同时，一方面，在食物链过程中寻求重金属的解毒机制，另一方面，在食物链末端，寻找实用有效的减少重金属生物毒性的策略，实质性减少污染区居民的健康风险。"传统的日常饮食方法是烹调、食物搭配等，"庄萍说，"下一步，我们将探讨食物搭配或营养素调剂等。"

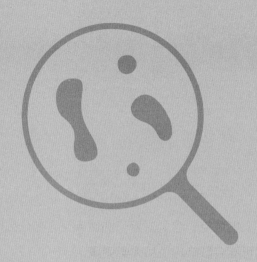

话题二

不可小觑的
微生物

微生物无处不在，别看它们那么微小，但不可小觑。

大气中的微生物会集体旅行，给人类的健康带来麻烦；肠道菌群不仅会影响营养物质的消化吸收，还会影响疫苗的接种效果，甚至有可能是抗生素耐药基因的"储存库"；女性乳房中的微生物菌群可能会引发或抑制乳腺癌的发生；通常情况下对人类健康无害的微生物，也可能成为"叛贼"……

来吧，和科学家一起走进神秘的微生物世界，探索它们和人类健康的关系。

生活在云端的微生物

撰文 | 罗斯·埃弗利思（Rose Eveleth）
翻译 | 高瑞雪

空气中的微生物可以到达多高的高空？它们对我们的健康又会有什么影响呢？研究表明，云朵携带的细菌可能会影响环境和人类健康。

1860年，路易斯·巴斯德（Louis Pasteur）在法国阿尔卑斯山的曼坦沃特冰川上打开一个玻璃长颈瓶，采集了一些空气。几天后，瓶子底部出现了许多黏黏糊糊的物质。这向巴斯德和他的同事们证明了，空气中的某种东西，虽然看不见，但却真实地存在着。现今，我们已经知道这些隐形的小东西就是漂浮在大气中的微生物。然而，尽管巴斯德的实验已经过去了150余年，在了解空气中的微生物是如何影响地球上的生命这个问题上，科学家却仅仅是刚刚窥得门径。

2013年，在距离地球表面约2万米的平流层，科学家发现了超过2,100种微生物，它们乘着袅袅上升的气流飞越太平洋，从亚洲来到了北美洲。这其中有相当一部分是细菌，它们也许会给人类的健康带来麻烦。在非洲一个脑膜炎高发地带，沙尘暴携带的脑膜炎奈瑟菌每年感染约20万人。然而，"在大多数地方，对大多数人来说，空气中的微生物是完全无害的"，戴维·史密斯（David Smith）说。他是美国航空航天局肯尼迪航天中心的微生物学家，也是发表那篇2,100种微生物集体旅行文章的主要作者。该研究成果于2012年12月在期刊《应用和环境微生物学》上在线发表。"没必要担心，"史密斯说，"这是自然而然发生的事情，而且情况一直如此。"

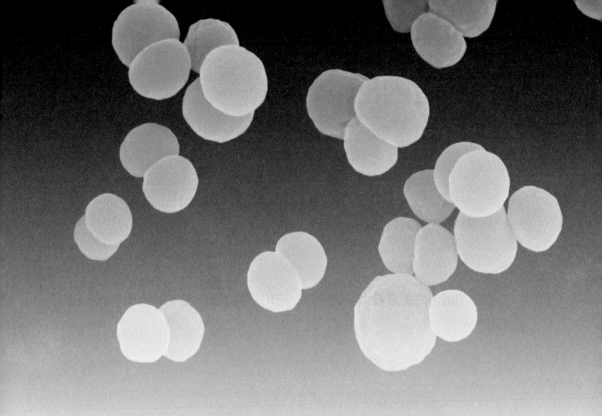

　　除了健康，大气中的微生物对气候可能也有着举足轻重的作用。"它们是否能够明显地促进云凝结核的形成？对此我们很感兴趣。"美国华盛顿州太平洋西北国家实验室的大气科学家苏珊娜·伯罗斯（Susannah Burrows）说道。她指出，细菌聚集在一起可以形成云凝结核，云即围绕这些凝结核产生，从而形成了我们大气层的一个重要组成部分。

　　其他研究人员想知道微生物在高空飘浮时究竟是什么样的状态，以及它们在旅途中能否繁殖后代。希腊海洋研究中心的大气微生物学家帕拉斯凯维·波利曼纳克（Paraskevi Polymenakou）说，"我们掌握的一些迹象表明，空气中的微生物是活着的，而且是活跃的"，它们并不仅仅是搭个便车。

　　对于美国地质调查局微生物学家戴尔·格里芬（Dale Griffin）来说，研究问题已经不仅仅限于大气中了。"无论我们去多高的地方寻找，我们似乎都能找到生命。"他说。史密斯不仅想知道生命到底能到达多高的高度，还想知道它们在那样的高度是如何生存的。"当我还是一名学习生物学的学生时，我觉得好像所有的一切都已经被研究过了，"他说，"现在，大气层给了我们一个机会，去研究前人未曾涉足的地方。"

肠道内的
营养争夺战

撰文 | 费里斯·贾布尔（Ferris Jabr）

翻译 | 朱佳莲

我们的肠道内生活着大量的细菌。它们是敌是友？它们如何影响我们的消化吸收？

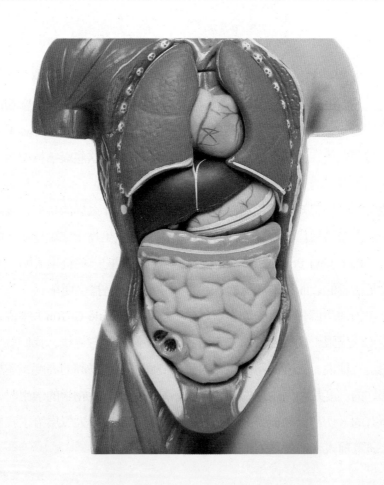

我们的消化道并不完全属于我们自己。在我们的肠道内，人体细胞一直在与数以万亿计的细菌进行着战斗——当食物通过肠道时围绕如何"处理"食物所发生的战斗。有些细菌是有益的，能够帮助我们吸收食物中的营养；而有些细菌则静静潜伏，等待时机来侵占我们的消化道，损害我们的健康。

2013年的一项研究可能会使科学家对肠道微生物的认识发生稍许改变。美国北卡罗来纳大学教堂山分校的伊凡娜·赛莫瓦（Ivana Semova）和约翰·罗尔斯（John Rawls）等研究了半透明的斑马鱼的肠道对脂肪酸的吸收情况。他们发现，斑马鱼吃得越多，肠道内一种叫作厚壁菌的菌群就繁殖得越多，从而斑马鱼的肠道细胞能更有效地吸收脂肪。

这一结果与此前在人体和小鼠中得到的研究结果完全一致——高热量的饮食会刺激厚壁菌的生长，而低脂肪的饮食则可以减少它们的数量。我们尚不清楚的是，厚壁菌到底是有害的还是有益的。当食物丰盛时，它们是否会自私地繁殖，迫使我们的细胞最大化地吸收食物中的营养？还是说它们会使消化吸收更容易，从而让我们从食物中吸收远远超过自身所需的卡路里？罗尔斯认为，斑马鱼也许能识别出厚壁菌的存在，并且通过提高自身吸收脂肪酸的能力，与细菌竞争。他说："肠道细菌可并不总是这么友好。"

食物改变
肠道菌群

撰文 | 雷切尔·费尔特曼（Rachel Feltman）
翻译 | 赵瑾

研究发现，肠道中的细菌对我们吃进肚子里的食物非常敏感。不同的饮食，会迅速地改变我们体内的肠道菌群结构。

人如其食，你身体内的肠道菌群也是如此，它们会随着你所吃食物的不同而发生变化。

微生物学家早就知道，不同的饮食会导致在肠道中形成不同的菌群。但是近年来的研究显示，这些变化发生的速度十分惊人。根据2014年的研究结果，在我们大幅改变饮食之后的头几天内，肠道菌群就会发生明显的变化。

研究人员将研究对象分为两组，其中一组的饮食以动物源食品（如肉类、蛋类和乳酪）为主，而另一组的饮食则以素食

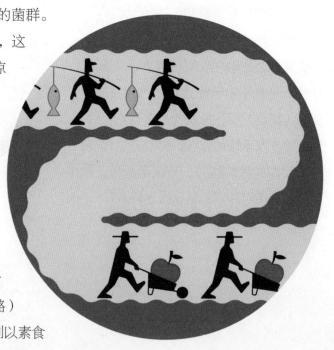

为主。研究发现，受试者的肠道菌群几乎立即对此做出了反应。举例来说，以动物源食品为主的饮食，会使肠道内分解植物性碳水化合物的微生物数量下降，同时使那些有助于消化脂肪的、耐受胆汁的微生物增多。"我们原以为需要几天、几周或几年才会表现出来的变化，其实仅需要几个小时。"美国芝加哥大学医学教授尤金·昌（Eugene Chang）说。

这种迅速的变化对古人十分有用。上述研究的参与者之一、美国杜克大学基因组科学与政策研究所的助理教授劳伦斯·戴维（Lawrence David）指出，在古代，人们的饮食来源并不稳定，只能有什么就吃什么，由于摄食种类广泛，所以肠道菌群的快速适应能力，有助于营养的充分吸收。戴维及同事在《自然》上报告了这一研究发现。

然而，并非所有这些微生物都是有益的。食用动物性食品的受试者肠道内的沃氏嗜胆菌会显著增多。这种细菌能让小鼠患上结肠炎。但戴维认为，要根据该研究，向公众推荐特定的饮食，还为时过早。戴维说："也许人们希望通过我们的研究，搞清楚哪种饮食更有益健康。但我想说的是，仅依赖本研究结果，很难做出任何与健康相关的决定。"

沃氏嗜胆菌

是人体肠道内的常见菌之一，产生硫化氢，因具有较强的嗜胆盐特性而得名。在健康人体肠道中其丰度极低，而在高饱和脂肪饮食下，其丰度会显著升高。

节食改善
肠道菌群

记者 | 廖红艳

科学的节食可以优化肠道菌群结构，减少肠道内有害细菌产生的内毒素，改善机体代谢指标，改善健康状况，延长寿命。

一提到节食，我们可能马上会想到减肥。其实，科学的节食不仅是一种减肥的方法，更可能是一种健康、长寿的生活方式。

20世纪30年代，美国康奈尔大学的营养学家克莱德·麦凯（Clyde McCay）发现，节食能够延长小鼠寿命。此后，节食在多种动物中都被证明能有效延缓衰老、延长寿命。不过，对于其中涉及的具体机制，研究人员一直无法给出明确的解释。

2013年7月16日，发表在《自然·通讯》上的一篇文章《微生物学：节食可提升肠道菌群健康》，第一次把节食的健康功效和肠道菌群的改善联系在了一起。

上海交通大学赵立平的团队与中国科学院上海生命科学院营养科学研究所刘勇团队、国家人类基因组南方研究中心赵国屏团队合作，开展了一项全生命周期的小鼠实验研究。研究结果显示，节食可以优化小鼠肠道菌群结构，进而促进宿主健康。

与以前主要关注不同饮食结构（高脂饲料与低脂饲料）对动物肠道菌群影响的研究不同，赵立平等人这次把研究重点放到了节食对肠道菌群的影响上。

在这项历时4年的小鼠模型全生命周期实验（实验从小鼠断奶到死亡）

中，研究人员用低脂和高脂两种饲料喂养小鼠，每种饲料喂养的小鼠又分别分为自由取食、30%节食（七成饱）、自由取食加自愿运动三个组。研究人员在实验过程中不断监测小鼠健康状况和肠道菌群随着年龄的变化情况。

从动物生理指标来看，低脂节食组寿命最长，且在中年时期代谢指标（体重、体脂、血脂、糖耐受等）最为健康，中位寿命（组中有50%个体所能达到的寿命期限）比低脂自由取食组增加了20%；高脂自由取食组的健康状况最差、寿命最短，而高脂节食组的情况则介于以上两组之间，与低脂自由取食组和低脂自由取食加自愿运动组寿命相近，代谢指标也较为类似。

有意思的是，他们发现，小鼠的肠道菌群结构与年龄相关，并且在中年时期，小鼠的肠道菌群结构主要受饮食影响。其中，低脂节食组小鼠的肠道菌群结构，与其他小鼠有着显著不同；高脂节食组小鼠的菌群结构，与高脂自由取食组相比，也存在一些差异。但无论低脂饲料组还是高脂饲料组，节食都能使某些有助于延长寿命的肠道菌群（比如乳酸杆菌，它具有抗病菌定植、保护肠屏障及抗炎等作用）增多，使致病菌群的数量减少。

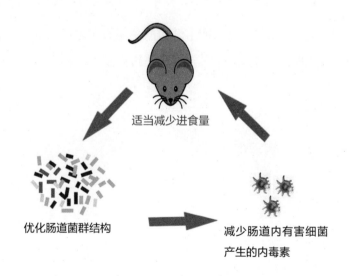

适当减少进食量

优化肠道菌群结构

减少肠道内有害细菌产生的内毒素

值得一提的是，研究人员还测定了小鼠血清中脂多糖结合蛋白的含量。脂多糖结合蛋白能与内毒素结合，引发免疫反应，是血液中的炎症指标之一。比利时鲁汶大学的研究人员已经发现，食用高脂饲料的动物，肠道内能保护肠屏障的有益菌数量会减少，能产生内毒素的有害细菌数量会增多，导致进入血液的内毒素增加，引发低度的慢性炎症，使得宿主代谢能力下降，最后导致胰岛素抵抗（细胞对正常浓度的胰岛素敏感性降低）等一系列代谢紊乱疾病。而这一次，研究人员的新发现是，不论食用的是高脂饲料还是低脂饲料，节食都能够降低小鼠血清中脂多糖结合蛋白的水平。

> **肠屏障**
>
> 这道屏障能防止肠内有害物质穿过肠黏膜，进入人体内其他组织、器官和血液循环。

这些研究证实，在满足所有营养需要的前提下，适当地减少进食量可以优化肠道菌群的结构，减少肠道内有害细菌产生的内毒素入血及由此引起的机体损伤，改善机体的代谢指标，这可能就是节食能改善健康状况、延长寿命的作用途径之一。

现在，科学家对肠道菌群与宿主健康的关系有了更深入的认识，不过对于节食为什么会改善菌群结构，还需要更多的研究来寻找答案。

乱吃药，破坏肠道菌群

撰文 | 梅琳达·温纳·莫耶（Melinda Wenner Moyer）
翻译 | 张文韬

胃病患者，真的需要长期服用酸抑制剂吗？研究发现，服用酸抑制剂，会降低肠道细菌的多样性，进而导致多种健康问题。

2014年，美国医生为胃病患者开出了1.7亿张酸抑制剂处方，比如质子泵抑制剂（缩写为PPI）类药物，用于治疗消化不良、胃溃疡和胃酸反流等症状。这类药在美国是医生开得最多的10类药物之一，有一些还是非处方药。调查显示，酸抑制剂的滥用情况严重，在此情况下，服用药物弊大于利。事实上，两个研究发现，PPI会改变肠道微生物群落的组成，增加肠道感染的风险，这使我们对此类药物的副作用有了更深入的了解。

为什么服用PPI的人更有可能患上肠道感染呢？为了找到答案，来自荷兰格罗宁根大学、荷兰马斯特里赫特大学医学中心、美国哈佛大学博德研究所和麻省理工学院的研究人员对1,815名受试者粪便样品中的细菌DNA进行测序，以此了解受试者肠道细菌的种类。结果表明，与未服用PPI的受试者相比，服用PPI的受试者的肠道细菌多样性较低。

研究人员还发现，即使服药者并无胃肠道疾病，肠道细菌多样性也会出现明显降低，说明这种差异是由药物导致，而非单纯的疾病假象（PPI也在医院的重症监护室中使用，用于防治应激性溃疡）。相关研究结果发表在学术期刊《肠》上。

英国伦敦大学国王学院、美国康奈尔大学和哥伦比亚大学的研究者从类似研究和一项小型介入性研究中也获得了类似的结果，他们分析了患者服用PPI后4~8周肠道细菌的情况。

PPI能降低肠道酸性，创造出利于某些微生物生存，同时不利于另一些微生物生存的特殊环境，从而能减少肠道细菌的多样性。这种肠道菌群的不平衡会导致感染，格罗宁根大学的胃肠病学家林泽·威尔斯玛（Rinse Weersma）指出，"药物引起微生物组变化，创造了沙门氏菌和艰难梭菌生存的乐土。"

体内微生物组的变化会影响肠道对钙、维生素和矿物质的吸收，因此药物诱发的改变还能导致PPI服用者骨折或者营养不良。

虽然现在还不清楚长期服用PPI会有怎样的后果，但有一件事是肯定的——"在医生和服用药物的患者之间，应该有持续的交流和管理，"美国密歇根大学从事PPI滥用研究的家庭医师乔尔·海德堡（Joel Heidel-baugh）说，"成千上万的人长期服用这种药，其实并没有必要。"

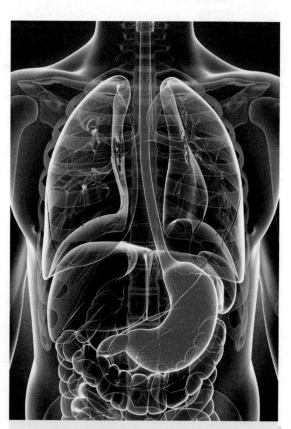

平时所说的"烧心"其实跟心脏毫无关系，而是胃酸反流进入食道产生的烧灼感。

肠道菌群影响疫苗效果

撰文 | 凯瑟琳·哈蒙·卡里奇（Katherine Harmon Courage）
翻译 | 李宁曦

疫苗接种是保障新生儿健康的重要手段，但相同的疫苗却在不同的新生儿体内呈现出不同的功效。研究显示，肠道菌群可能在此过程中发挥着重要作用。

在2006年口服轮状病毒疫苗问世之前，这种病毒会感染世界上大多数的新生儿，导致他们严重腹泻，甚至引发脱水，威胁生命。到2015年，由于疫苗在不同的新生儿体内的效果存在差异，轮状病毒每年依然会夺去超45万儿童的生命，其中大部分都是生活在亚非地区的儿童。荷兰阿姆斯特丹大学的瓦妮莎·哈里斯（Vanessa Harris）对疫苗效果的地域差异进行了研究，结果发现，可能是新生儿大肠中的菌群组成差异影响了疫苗的效果。

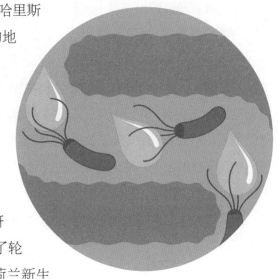

哈里斯的研究团队及其在南亚的合作者对66名巴基斯坦新生儿进行了相关研究，并以66名荷兰新生儿作为对照组。研究人员让所有的新生儿都口服了轮状病毒疫苗，其中绝大多数的荷兰新生

儿体内都出现了预期的免疫应答；而巴基斯坦新生儿中仅有10人出现了免疫应答。在接种前，研究人员对每个新生儿的粪便进行了基因分析，结果发现那些出现免疫应答的婴儿，其肠道菌群的种类更加丰富，且菌群中变形菌所占的比例更大。

变形菌中的很多种类依靠鞭毛驱动自身的运动，而鞭毛中特有的鞭毛蛋白可以增强免疫细胞的活性。在2015年3月于美国科罗拉多州举行的一次会议上，美国埃默里大学医学院的免疫学家巴利·普伦

变形菌

为革兰氏阴性菌，即革兰氏染色反应呈红色的细菌。因形状与代谢特性极其多样而得名。大肠杆菌、沙门氏菌、霍乱弧菌、幽门螺杆菌等都属于变形菌。

德兰（Bali Pulendran，未参与上述研究）说，如果人体里寄生有大量的变形菌，就相当于有了额外的"免疫助推器"。2014年，普伦德兰的研究团队证实了带鞭毛的细菌对流感疫苗有积极的作用。实验显示，对于那些生活在无菌环境下没有肠道菌群，或者肠道菌群中不含带鞭毛的细菌的小鼠，它们接种疫苗后体内并未产生抗体；而生活在正常环境下，或者肠道菌群只含带鞭毛的细菌的小鼠，在接种后却有强烈的免疫反应。该团队之后又进行了一项小规模人体实验，受试者通过服用三种不同的广谱抗生素来调节肠道菌群的组成，来验证相似的情况是否会发生在人体内。

肠道菌群还会影响其他疫苗的免疫反应。2014年，发表于《美国医学会杂志·儿科学》上的一项研究表明，孟加拉国的婴儿对破伤风、肺结核，以及口服脊髓灰质炎疫苗的免疫反应，与他们的肠道菌群组成相关。综合上述研究，可以推测，肠道菌群的组成可能会影响人体对疫苗的免疫反应。目前还不清楚，是否能够根据这些研究结果生产一些"微生物屏障"或益生菌补剂，供婴儿在接种疫苗前服用。

通过对人体内的微生物进行更细致、更全面的研究，科学家或许可以显著提升疫苗的有效率。而这些看似琐碎的研究将会拯救成千上万的生命。

挖掘肠道微生物的
耐药基因

记者 | 罗绮

滥用抗生素会有什么危害？人体肠道微生物中的耐药基因从何而来？

对于人体肠道微生物的作用，我们最熟悉的就是它们有助于消化食物。而随着人们对肠道微生物认识的不断加深，有关肠道菌群与人类健康关系的新问题也不断被提出。例如，有的研究者推测，人体肠道微生物是抗生素耐药基因的"储存库"。

2011年，为了深入研究人体肠道微生物的耐药基因，中国科学院微生物研究所的朱宝利课题组与深圳华大基因研究院合作，得到了162个健康志愿者的肠道微生物宏基因组（指的是特定环境或共生体内所有生物遗传物质的总和）数据，这些志愿者来自丹麦、西班牙和中国。

研究人员首先建立了一个含400万个人体肠道微生物基因的数据库，然后朱宝利课题组的胡永飞、杨犀等从该数据库中集中鉴别出了1,093个耐药基因。通过与其他8种环境的微生物宏基因组进行比较，课题组发现，人体肠道微生物中耐药基因的比例最高。此外，与人体肠道微生物的其他功能基因相比，耐药基因更倾向于存在某些特定的细菌中，如变形菌。

然后，课题组进一步将1,093个耐药基因分成了149个不同的耐药基因型，结果发现，中国人肠道中含有70个耐药基因型，而丹麦人和西班牙人肠道中的耐药基因型分别为45个和49个。随后，他们又计算了所有耐药基因的相对丰度，相对丰度可以表明拥有某种耐药性的微生物在人体中的数量的多少。结果显示，中国人肠道微生物耐药基因的相对数量最多，西班牙人居中，丹麦人最少。研究结果发表在2013年7月23日的《自然·通讯》上。

这一结果也和3个国家人们的抗生素使用情况相符。丹麦是一个严格控制抗生素使用的国家，不但严格限制医生开出的处方，还从1998年起，禁止对动物使用一切非治疗性的抗生素，后来又推出更严厉的政策，控制人们对动物使用抗生素。而在中国，过度使用抗生素情况严重。世界卫生组织的资料显示，中国住院患者的抗生素使用率高达80%，远远高于国际水平的30%。但朱宝利强调，更严重的问题是，对于家禽养殖场、渔场及养猪场的抗生素使用几乎没有监管，"耐药菌可以轻易地由动物传给人类，但谁也不知道养殖户为了减少家畜患病率、提高产量，每年会给家畜喂食多少抗生素"。

进一步分析还表明，中国人肠道耐药基因不同于丹麦人和西班牙人，后两者同属于欧洲国家。这种差异可能一方面由肠道菌群的差异造成，另一方面很可能是因为不同地域在抗生素的使用上偏好性不同。而且，无论在哪个国家的人群中，四环素耐药基因的数量都是最多的。课题组还统计了欧洲20个国家近10年的抗生素使用情况，发现长期以来，四环素类抗生素在动物中的使用量（包括畜牧养殖）显著高于其他抗生素的使用量，而在临床上的使用量却很少。因此，他们推测，人体肠道微生物中的耐药基因很可能与养殖业滥用抗生素相关。

寄生菌引发或抑制乳腺癌？

撰文 | 克努维尔·谢赫（Knvul Sheikh）
翻译 | 宋娅

女性乳房中的微生物菌群是如何影响乳腺癌的发生的？如果某些细菌会引发乳腺癌，那么这一发现可能导致新的筛查方法或治疗方法。

在大量有关人体寄生菌的研究中，我们总是把聚光灯朝向肠道菌群。殊不知，寄生菌同样存在于女性的乳房中。2016年，发表在《应用和环境微生物学》杂志上的一项研究表明，乳腺中的多种菌群和肠道菌群一样，对人体健康有很大的影响。加拿大西安大略大学微生物和免疫学教授、同时也是这项研究的第一作者格雷戈尔·里德（Gregor Reid）表示，"在女性乳房中，即使是少量的细菌也足以对乳腺癌的发生产生极大的影响——或是增加患癌概率，或是抑制癌症发生。"

在美国，每8位女性中就会有1位患上乳腺癌，但大多数患者的致病原因却不得而知。已知的影响因素包括年龄、遗传倾向性、环境等，而目前越来越多的研究显示，细菌也是环境因素中的重要影响因子。早在20世纪60年代，就有研究发现，母乳喂养会降低乳腺癌的发病率，当前有研究显示，这可能是由于母乳喂养有益于乳腺中有益菌群的生长。

里德和他的团队顺着这条线索深入研究下去。他们招募了58位因良性或恶性肿瘤而接受过乳房肿瘤摘除术或乳房切除术的女性，以及23名接受过隆胸或缩胸术的健康女性，分别从她们身上采集乳房组织样本，并分析其中细菌的DNA。分析结果表明，患有乳腺癌的女性，乳房中的葡萄球菌、芽孢杆菌及

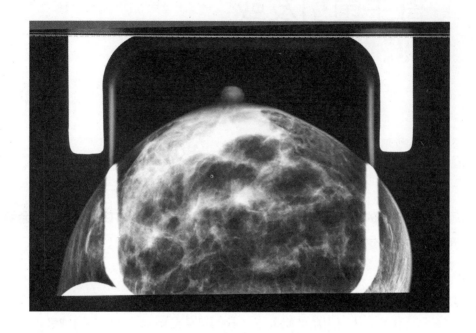

肠杆菌数量明显偏高，而健康女性乳房内则是乳球菌、链球菌居多。

美国约翰·韦恩癌症研究所研究乳腺癌的免疫学家德尔菲娜·李（Delphine Lee，未参与这项研究）表示，乳腺成为细菌聚集地并不值得大惊小怪。她解释道："乳房通过乳头和乳腺导管与外部环境连通，使细菌可以进入其内部。细菌进入的方式还包括表皮伤口等机制，不一而足。但目前还无法确定，在乳房肿瘤周围发现某些细菌是因为它们导致了乳腺癌的发生，还是因为这些细菌只是适宜生存在肿瘤的环境。"

如果乳腺癌的罪魁祸首真的是细菌，那致病机制又是怎样的呢？研究者猜测，也许一些肠杆菌和葡萄球菌群能对DNA造成损伤，而另外一些细菌会诱发炎症，从而最终导致癌症发生。里德表示，准确的致病机制只有经过后续深入的动物实验才能得出，但他希望，后续的研究者可以利用病人乳房中的菌群组成，作为乳腺癌筛查的生物标记，或是培养有助于诊断和治疗的益生菌群。

肺炎链球菌
原本无害

撰文 | 罗宾·布劳恩 (Robyn Braun)
翻译 | 赵瑾

人体内的细菌也有"叛贼"。是什么使通常情况下无害的微生物，变得致病呢？

细菌无所不在，它们甚至存在于我们的体内。我们体内的细菌，有些是无害的，有些是有益的，有些是致病的。除此之外，还有一些细菌则无法归入上述任何一类，例如一种常见细菌——肺炎链球菌。它们是一群"叛贼"，能够突然从好细菌变成坏细菌。

通常，这些细菌无害地生活在人类的鼻腔通道中。然而，每当肺炎链球菌感觉到危险的时候，为了保护自己，它们就会散布到人体其他部位，使我们生病。这种细菌能够导致像肺炎这样的严重疾病，而肺炎是致使全球儿童死亡的主要因素之一。

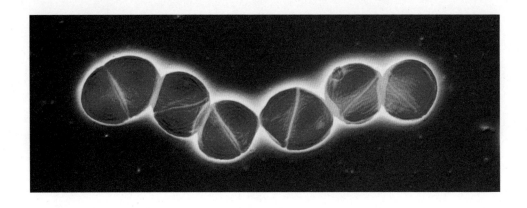

但是，美国布法罗大学的安德斯·霍坎松（Anders Hakansson）认为，"它们属于偶发性病原体"。

有证据显示，流感常常会引发肺炎链球菌感染，但人们还不清楚，这种细菌是如何变成恶性病菌的。为了搞清这个问题，霍坎松和同事开始进行研究。

他们发现，肺炎链球菌的这种转变，是由人体对流感的免疫反应诱发的。当人体感染流感病毒后，体温会升高，并释放出应激激素，例如去甲肾上腺素；与此同时，人体内的肺炎链球菌也会根据环境的变化，做出反应。这些细菌开始从鼻腔向其他部位散播，并开始表达不同的基因，同时对呼吸道细胞造成损害。研究人员将这些研究成果发表在《mBio》杂志上。

肺炎链球菌能够截获人体细胞产生的激素及发出的其他免疫应激信号，这种现象是跨界信号转导的一个例子。细菌可以接收来自动物界的信号，这作为一种主要的生物机理已得到认可。霍坎松指出，由于肺炎链球菌是人体内固有的细菌，它进化出能识别人体内环境变化的机制，也是理所当然的事。霍坎松说："人体其实是这些细菌的生存空间。"

关键病原体：
让好细菌变坏

撰文 | 黛安娜·克罗（Diana Crow）
翻译 | 黄安娜

人体内有一类微生物，虽然数量不多，却能有效地将有益微生物"忽悠"成有害微生物。

大多数居住在我们体内或体表的微生物对我们并无危害，但当它们的群落数量失控时，就不妙了。所以，我们的免疫系统会杀死一些细菌，以控制它们的数量。

而有些微生物则会变着法子来破坏免疫系统，努力让形势对自身有利，我们称这种微生物为关键病原体。比如牙龈卟啉单胞菌，它是一种口腔细菌，一直都是造成牙龈疾病的头号"嫌疑犯"。即使数量很少，牙龈卟啉单胞菌也能使白细胞不再产生能够杀死细菌的特定化学物质。而一旦没有这些会限制细菌生长的化学物质，口腔中的细菌可就猖獗了，包括那些本来对口腔生态系统有益的细菌也会"叛变"，细菌数量集体大增长，从而造成如牙龈炎这样的组织

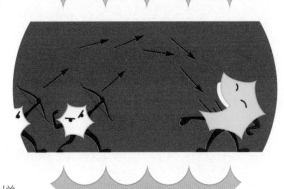

损伤。

在2014年的两项研究中，由美国宾夕法尼亚大学口腔微生物学家乔治·哈伊森格利斯（George Hajishengallis）领导的一支研究团队，弄明白了牙龈卟啉单胞菌的致病机理。据此科学家发现，只要阻断一个关键的化学信号，就能使大鼠口腔中的微生物群落恢复正常。

治疗牙龈炎的标准方法是由专业人员清洁病人的牙龈并让病人更多地使用牙线。这样虽然可以暂时减少细菌的数量，却无法恢复白细胞的杀菌能力。因此牙医对炎症反复发作也爱莫能助。该团队称，他们的发现或许能启迪新的治疗方法。

哈伊森格利斯说，关键病原体或许还是其他慢性炎症的"元凶"。但是，要想证实此观点，科学家还需要更深入地了解，这些致病菌是如何控制微生物群的种群平衡的——这也是人类和数以万亿计微生物和谐共存的关键。

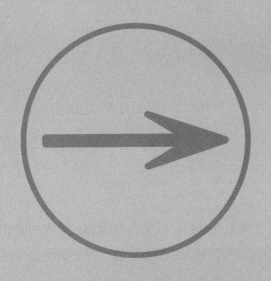

话题三
不可不知的
健康指南

人的一生大约1/3的时间是在床上度过的，那么睡眠环境会影响健康吗？如何创设有益健康的睡眠环境呢？你是一个夜猫子吗？也许你习惯晚睡是因为体内有失眠基因？体重指数BMI作为一个有用的健康指标，是否可以完美反映人的健康状况？长时间盯看电脑屏幕、佩戴隐形眼镜对眼部的健康有什么影响？在炎炎烈日下，涂什么样的防晒霜不伤害皮肤？三手烟、大麻究竟有多大的危害？……

来吧，和科学家一起用科学的方法打开一份你不可不知的健康生活指南。

灰尘中的
睡眠 "噩梦"

撰文 | 彼得·安德烈·史密斯（Peter Andrey Smith）
翻译 | 侯政坤

人一生大约1/3的时间是在床上度过的。 研究人员发现，睡眠时的枕头、被褥，还有你的辗转反侧，都会影响你吸入的空气质量，进而影响你的健康。

如果美国人平均寿命是78岁，那么他们在这78年中至少有1/3的时间是在床榻上度过的。美国得克萨斯大学奥斯汀分校的博士生布兰登·布尔（Brandon Boor）的研究对象正是睡眠微环境中的空气污染物。他的一项研究刊登在了《室内空气》杂志上。布尔在一张双人床上铺上纱支密度（指每平方英寸中排列的经纱和纬纱的根数）为225的床单，然后撒上一层人造灰尘，以代替那些平日里床单上积聚的微生物、真菌孢子和皮肤细胞。在密闭的房间内，布尔让身着干净衬衫的志愿者坐在床上或在床上滚来滚去，同时用仪器记录床单上扬起的、有可能被志愿者吸入的颗粒数。虽然这些颗粒的浓度小到以ppm（百万分比浓度）来计，但是因为我们每天与寝具和床垫"亲密"接触的时间长达8小时，所以微量的颗粒也会对我们的健康产生影响。鉴于我们每天待在室内的时间，美国疾病控制与预防中心称，人们因室内空气污染而患上哮喘、慢性心脏病等疾病的概率，要比因室外空气污染而患病的概率更大。从我们爬上床的那一刻开始，我们身上盖的毯子和我们的睡眠习惯就和其他因素一起，决定着我们的睡眠是否会成为一场"噩梦"。

枕头

英国《建筑与环境》杂志上发表的一项同类研究称，枕头作为一道屏障可以防止一些大颗粒从床垫上扬起。然而，若是枕头本身布满灰尘，那么扬起的颗粒物的数量就差不多会翻倍。

床垫

床垫的泡沫和面料经常会释放气体污染物，包括挥发性有机物、塑化剂和阻燃剂。《环境科学与技术》杂志发表了布尔的另一项研究。在该研究中，布尔发现崭新的婴儿床垫在这一问题上尤为严重。崭新的婴儿床垫释放的挥发性有机化合物差不多是旧床垫的4倍，平均1小时内释放的量达到87微克/平方米。

身体的运动

当志愿者像滚动的雪茄那样在床上做360度翻滚时，他们扬起的灰尘明显比静止时多得多。搅起的气流拂过床单，扬起大量的颗粒物，并悬浮于人体散发的热气中。每100万个扬起的颗粒中，被人吸入体内的，少则一百，多则几万。大体上而言，包括尘螨在内的大型颗粒比小型颗粒被扬起的可能性要大很多，因为它们更容易从面料的表面被抖落下来。

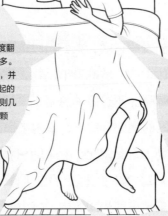

体温

体温会增加婴儿床垫释放气体污染物的速率。尽管并没有研究证明这些气体具有毒性，但是有研究发现，早年与这些气体接触，会增加后来患生殖障碍和过敏症的概率。

床上用品

厚重的毯子也许能起到抑制灰尘扬起的作用，但是其他床上用品却无法阻挡人体散发热量导致的灰尘扬起。布尔的同事在另一项研究中发现，睡觉时用单捂着头会使人吸入的空气污染物增加20倍以上。而他们做的一项补充实验显示，仰着睡比趴着睡吸入的空气污染物要少。

清洁

可以通过经常通风、勤洗床单和每周给床垫吸尘，来改善卧室的空气质量。"如果你清除了积聚的灰尘，"布尔说，"扬起的颗粒自然就会大大减少了。"

干燥地区
螨虫少

撰文 | 珍妮弗·弗雷泽（Jennifer Frazer）
翻译 | 黄安娜

你对尘螨过敏吗？如果是，可以考虑生活在干燥和高海拔的地区，因为那里的室内尘螨相对较少。

为了避免一些植物引发的过敏，人们可以选择搬家去另一个地方，尘螨过敏者也可以如此。这些体型微小的蛛形纲动物，它们的死尸或排出的粪便往往会引发过敏反应，甚至哮喘。不过好消息是，一项针对室内尘螨的调查发现，在美国大平原和西部山区的大部分地方，室内尘螨都非常少。

在民间科学家的协助下，美国北卡罗来纳州立大学和科罗拉多大学博尔德分校的研究人员对全美732个室内门框上的尘土样品进行了DNA分析。结果发现，相对于其他物种，美国东部和西海岸是螨虫的乐土，而西部内陆则是螨虫

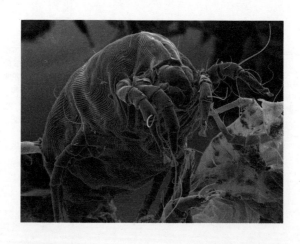

的地狱。为什么？原因是螨虫只能生活在潮湿环境下——螨虫不能饮水，它们从空气中吸收水分来保持身体的含水量。

不过该研究的第一作者安妮·马登（Anne Madden）警告道："即使如此，也不能表明西部内陆地区就没有螨虫。"加拿大卡尔顿大学研究潮湿房屋与健康关系的戴维·米勒（David Miller，未参与这项研究）则认为，从潮湿地区搬到干旱地区的床垫、毯子和家具也会滋生螨虫。

在美国，估计有2,000万人受螨虫过敏之扰。"如果你对尘螨过敏，住在美国和加拿大的干燥和高海拔地区，绝对是个不错的选择。"米勒说。不过，你没必要为了躲避螨虫而搬家，下面这些措施也能有效地抑制螨虫：用防过敏罩子包裹床垫和毯子；每周更换床单；经常使用高效微粒空气过滤器净化室内空气。

寻找
失眠基因

撰文 | 薇罗尼卡·格林伍德（Veronique Greenwood）
翻译 | 李春艳

你是一个夜猫子吗？研究发现，影响生物钟蛋白活性的基因突变或许是让人们晚睡的罪魁祸首。

有些人，无论用什么办法，只要没到凌晨，就始终无法入睡——并且他们通常得比一般人晚起，否则总会感觉没有休息好。这些夜猫子或许患有一种常见的失眠症，即睡眠相位后移综合征。研究表明，这种症状至少具有一定程度的遗传性。美国洛克菲勒大学的研究人员还发现了一种基因突变，或许可以解释究竟是什么导致了这种带来诸多不便的作息时间。

当然，睡眠相位后移综合征并不会对所有患者造成困扰：如果患者的职业是酒吧服务员或音乐演奏者，那么他／她也许永远不会去问诊或寻求治疗，该研究的主要负责人阿林娜·帕特克（Alina Patke）称。帕特克是洛克菲勒大学的一位睡眠研究人员，她认为自己也是一个夜猫子，但她的体内并没有这种突变。不过，对于大多数其他人而言，尤其是大学生及上班族，这种病症或许等同于折磨。该研究重点调查了一位46岁的女性，她从出生就一直面临着睡眠问题。"通常她会在凌晨2点或3点入睡，有时甚至到早上5点或6点才入睡。"帕特克说。

研究人员让这位女性在一间没有钟表，也没有窗户的房间里生活了14天。结果发现，她产生可诱导睡眠的褪黑激素的时间，比以往参加类似研究的人晚了5～7个小时，并且她的睡眠呈奇怪的碎片状态，有时仅仅只是小睡。研究团

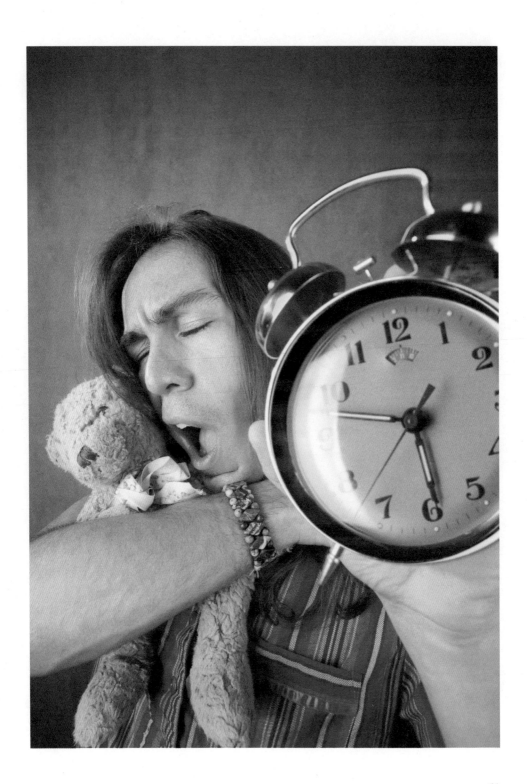

队分析了她的DNA，发现一种名为*CRY1*的基因中发生了突变，在她那些具有睡眠问题的家人体内也存在这种突变。*CRY1*基因编码的 种蛋白，会抑制两种主要的生物钟蛋白的活性，这两种蛋白是CLOCK和BMAL，它们会在白天激活大量基因，包括一些与不眠有关的基因。*CRY1*基因突变导致了CRY1蛋白的部分结构缺失，从而使其能更有效地抑制CLOCK和BMAL的活性。研究团队在一个遗传数据库中进行筛选，结果发现另有39个人体内也存在这种突变，并且，他们当中绝大多数人的就寝和起床时间都非常晚。

美国加利福尼亚大学圣迭戈分校的荣誉退休教授丹尼尔·克里普克（Dan-iel Kripke，未参与这项研究）是一位研究睡眠的精神病学家。他指出，在针对某一特性与基因突变的关联的研究中，并没有发现这种突变与睡眠相位后移综合征存在任何关系。不过他也表示，相关论文确实提供了令人信服的证据，证明上述突变或许是部分人群出现睡眠失调的原因。

体重指数
存在缺陷

撰文 | **克里斯蒂娜·戈尔曼**（Christine Gorman）
翻译 | **赵瑾**

研究表明，体重指数虽然是一个有用的健康指标，但它并不完美。

一个简单的数字到底能告诉我们多少有关身体健康的信息呢？19世纪初，一位比利时统计学家兼社会学家第一次提出了体重指数（BMI）的计算公式：BMI等于一个人的体重（千克）除以身高（米）的平方。体重指数，这个衡量人体胖瘦程度的基本指数，常被用来评估个体的健康状况。但近年来，越来越多的研究指出，体重指数并不完善。其中一篇论文发表在了2013年8月的《科学》上。

该研究指出，BMI值正常的个体，新陈代谢可能并不正常，可能无法有效地处理体内的营养成分。越来越多的研究证实，一种被称为胰岛素抵抗的代谢异常，会增加个体罹患心脏病、阿尔茨海默病及其他疾病的风险。根据2008年的一项分析报告，在BMI值正常的个体中，有将近1/4的人，代谢水平处于不健康的水平。相反，BMI值偏高的个体，代谢水平也可能正常。在超重的个体中，大约有一半的人代谢水平是正常的。近年来，美国疾病控制与预防中心的凯瑟琳·弗莱戈（Katherine Flegal）及其同事发现，与BMI值正常的个体相比，那些体重稍微超重（但不肥胖）的个体，似乎寿命更长。但弗莱戈也提醒大家，不要对该研究结果过度发挥。毕竟，区区几种BMI分类，远不足以涵盖身体情况的多样性。

以多余脂肪在身体中的分布位置为例，与手臂或大腿的皮下脂肪相比，积聚在腹部的脂肪对人体健康的危害要更大。一些研究人员认为，应该引入第三个测量值，以便更好地对各种体型分类。所谓的身体体型指数（ABSI）就将腰围、身高和体重这三个因素纳入计算公式中。目前，很多网站都能提供该指数的计算。

当然，我们也并不需要抛弃BMI指数，因为对于大多数人来说，这仍然是一个不错的健康指标。只不过我们需要记住，良好的健康状况取决于很多因素——体质、饮食、是否吸烟，甚至我们周围的环境及身边的人，而这些因素有很多都是无法量化的。

眼干导致眼泪成分变化

撰文 | 迪娜·法恩·马龙（Dina Fine Maron）
翻译 | 高瑞雪

盯着电脑屏幕看太久，不仅会让眼睛感觉干涩，还会使眼泪的成分发生变化。

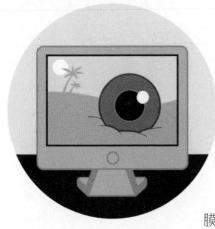

大多数美国人一天至少要坐上6个小时。我们已经知道久坐不动可能会导致肥胖症、心脏病等疾病。现在越来越多的证据表明，长时间看电脑屏幕还会伤害眼睛。连续几小时盯着屏幕看，人眨眼次数少，眼泪蒸发快，会导致眼睛变干，引起视力模糊或眼睛疼痛。如果不及时治疗，干眼症可能还会发展到角膜溃疡和角膜瘢痕。

眼泪可以使眼睛保持湿润，并冲走可能会造成伤害的灰尘碎屑。但是有眼干症状的人，眼泪中一种叫作"黏蛋白5AC"的成分含量会减少。这种蛋白能帮助眼泪保持黏性，使眼泪在眼睛里均匀地涂开。一项对96名日本办公室职员进行的研究发现，注视屏幕8小时及以上会导致眼泪中的黏蛋白含量降低。这项研究成果发表在2014年6月的《美国医学会杂志·眼科学》网络版上。

　　不过，好在长久注视屏幕对眼睛造成的伤害并不是永久性的。无论受试者的眼睛是否疲劳，是否有眼干症状，那些能帮助产生黏蛋白的特定分子都没有发生改变。虽然还需要扩大范围进行进一步的研究，但现有研究发现已经可以确认黏蛋白是未来干眼症诊断和治疗的一个靶标。医生建议，长时间注视屏幕的时候，一定要时不时把视线从屏幕前移开，活动活动，不然你的眼泪就要上演悲剧了。

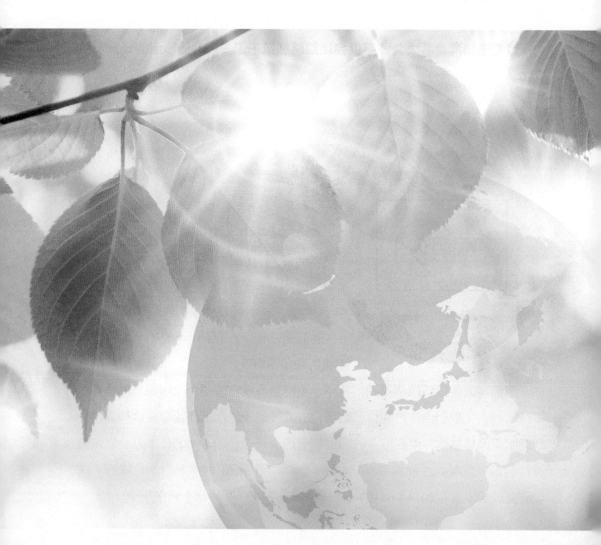

请谨慎佩戴
隐形眼镜

撰文 | 凯特·朗（Kat Long）
翻译 | 张文韬

佩戴隐形眼镜虽然方便，但是会影响眼球表面的微生物种类和数量，增加眼睛遭受感染的风险。

隐形眼镜是一种戴在眼球角膜上，用以矫正视力或保护眼睛的镜片。佩戴隐形眼镜虽然方便，但佩戴的过程却让一些有害微生物有机可乘。美国纽约大学朗格尼医学中心微生物学家对眼球表面微生物进行了分析，发现隐形眼镜佩戴者眼球表面的细菌多样性要远高于不佩戴者。这种多样性差异能够解释，为何隐形眼镜佩戴者眼睛遭受感染的风险比不佩戴者要高7倍。

为了绘制眼部微生物组的图谱，研究人员对几百个眼部拭子样品进行测序。这些样品来自20个受试者的眼睛和眼睑，其中11人不佩戴隐形眼镜，9人佩戴。

实验结果显示，佩戴隐形眼镜者眼部的甲基杆菌属、乳杆菌属、不动杆菌属和假单胞菌属的细菌数量是不佩戴隐形眼镜者的3倍。前3类细菌通常无害，但是如果假单胞菌进入角膜破损处，会导致感染，引起充血、疼痛、视力模糊等症状。如果不及时处理，甚至可能导致失明。

美国纽约大学的莉萨·帕克（Lisa Park）说，这些细菌经常寄居在人类皮肤上。这说明，佩戴者的手指在人佩戴隐形眼镜时充当了细菌入侵的"帮凶"。

在其他研究中，研究人员发现，使用一次性隐形眼镜的用户眼部细菌组成与自身皮肤上的细菌组成非常相似，相似度比不戴隐形眼镜者高。帕克说："虽然没有明确的联系，但这一现象非常有趣。"另外，隐形眼镜镜片对眼球的压力等物理特性也会促进细菌生长。

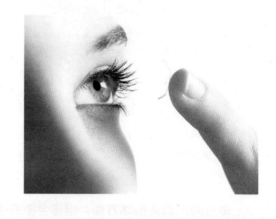

研究人员在样本中共鉴定出了10,000余种不同的细菌。美国芝加哥大学的微生物学家杰克·吉尔伯特（Jack Gilbert，未参与这项研究）说，确定病人眼部的微生物种类后，医生就可以有针对性地对病人进行抗生素治疗。

不管怎样，要想避免感染，隐形眼镜佩戴者应该努力遵循以下操作原则：每次佩戴之前彻底洗手，使用新鲜的生理盐水冲洗和存储镜片，每3个月更换一次镜片。这样做至少能减少隐形眼镜上的细菌数量。

打喷嚏
有益健康

撰文 | 梅琳达·温纳·莫耶（Melinda Wenner Moyer）
翻译 | 郭凯声

人体免疫系统对付有害物质的办法，一种是通过Ⅰ型反应消灭异物，另一种是通过Ⅱ型反应排出异物，比如打喷嚏、流鼻涕、咳嗽等。因此，打喷嚏之类的反应不过是为了保护我们免受环境之害而已。

大多数专家认为，过敏症是人体对花粉或花生之类本来无害的东西所做出的非正常免疫反应。不过，现在有少数研究人员提出了一种完全不同的过敏理论：流鼻涕、咳嗽以及瘙痒难耐的皮疹等问题之所以会出现，可能是机体为了保护我们免遭环境及食物中的有毒物质的危害。

长期以来，免疫学家一直认为，过敏症是一种不正常的Ⅱ型免疫反应（据说这种反应是为了保护人们免受寄生虫之害而进化出来的），这种反应的作用机制是，强化人体的保护屏障，促使人体排出害虫。

人类机体对付有害物质的另一招则是通过Ⅰ型反应来消灭异物。这种反应会直接干掉病毒和细菌之类的病原体，然后清除被它们感染的人体细胞。因此，从总体来看，人体对付外来物质的思路是：对于病毒之类较小的病原体，可以直接杀掉了事；但对于较大的病原体（如寄生虫），更巧妙的办法是通过加强防御来抗击它。

然而，美国耶鲁大学的免疫学家鲁斯兰·麦德泽多夫（Ruslan Medzhitov）并不认为过敏症是人体抵抗寄生虫入侵免疫机制的一种异常表现。他声称，寄生虫与引发过敏症的物质（即过敏原）"毫无共同之处"：首先，过敏原的种

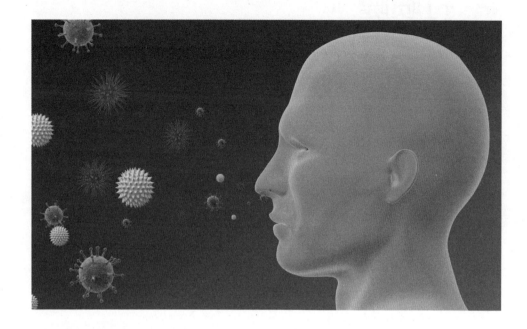

类多得几乎不计其数；其次，过敏反应可能极其迅速（常常是以秒计），而"对寄生虫的反应无须那样快"。

2012年4月，麦德泽多夫及其同事在《自然》杂志上发表了一篇论文。他们在文章中提出，人体出现过敏反应，是为了保护自身免遭环境或食物中有害物质的伤害。换言之，过敏反应之所以会被进化出来是有原因的，不应只把它看成是不正常的免疫反应。"如果你吸入了某种你并不想吸入的东西，你会有哪些保护手段？你会分泌黏液、流鼻涕、打喷嚏、咳嗽等。如果异物掉在皮肤上，会引起发痒，于是你会搔痒以避开或摆脱它。"同理，如果你吞下了会引起过敏反应的东西，你的身体就可能会做出呕吐的反应。

麦德泽多夫列出的证据包括2006年发表在《科学》杂志上的一项研究，该研究指出，参与过敏反应的一些关键细胞对于蛇和蜜蜂的毒液具有降解和去毒的作用。而在2010年发表于《临床研究杂志》的一项研究也显示，人体对蜱类唾液的过敏反应，可以防止蜱虫叮附到人身上吸血。

那么，麦德泽多夫的观点会不会与关于过敏反应的流行看法相悖呢？2011年，《新英格兰医学杂志》发表的一篇文章报道说，在农场（这种环境使人容易接触到多种微生物）长大的孩子，患上哮喘及过敏症之类疾病的可能性小于其他儿童。这个名为"卫生假说"的理论认为，在人生早期遭遇众多细菌和病毒侵袭的人会将更多的免疫资源投入Ⅰ型反应，从而使Ⅱ型反应受到削弱。麦德泽多夫认为，这种理论与他自己的理论是并行不悖的。

归根结底，麦德泽多夫的理论产生的问题比它解决的问题还多，不过许多人一致认为，他的主张听起来似乎言之有理。"这促使我们构想出新的假说。"美国斯坦福大学医学院免疫学家卡里·纳多（Kari Nadeau）如是说。

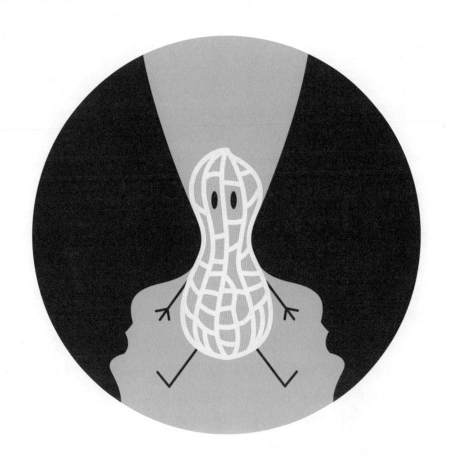

防晒霜成分
损伤毛囊干细胞

记者 | 廖红艳

涂抹防晒霜可以防晒，但是研究人员发现，防晒霜中的纳米氧化锌会损伤毛囊干细胞。毛囊干细胞是所有皮肤细胞之母，对修复皮肤损伤、维持皮肤稳态非常重要。

生活在远古时代的人类，没有创可贴也没有任何药物。如果在采摘或捕猎时不小心划破了皮肤，他们会等待皮肤自己愈合。为了防止失血或感染，我们的皮肤早就演化出了这种自愈能力。但在人们获得这种能力的同时，也失去了一些功能——皮肤的快速愈合是以牺牲再生性为代价的，皮肤将留下疤痕。

疤痕的特征是没有毛囊、汗腺或脂肪。但是据观察，只要伤口部位再生出毛囊，随着毛发细胞出现，脂肪细胞也会出现，进而使皮肤逐渐恢复正常。而这个过程中最大的功臣，就是堪称"所有皮肤细胞之母"的毛囊干细胞，它可以分化成表皮、毛囊、皮脂腺，参与皮肤创伤愈合的过程。

不过，近期科学家发现，防晒霜中的一种添加剂，可能会对毛囊干细胞造成严重损伤。传统的防晒霜配方中含有氧化锌颗粒，能隔绝对皮肤有害的UVA和UVB（紫外线中的长波和中波段）。随着纳米技术的发展，直径更小的纳米氧化锌（nZnO）取代了氧化锌颗粒，因为前者涂抹到皮肤上呈透明状，不像后者那样厚重油腻。为了搞清楚纳米尺度的氧化锌会不会进入毛囊结构并造成损伤，青岛农业大学动物科技学院沈伟教授的团队设计了一系列实验，相关研究发表在了2017年4月的《纳米毒理学》杂志上。

研究人员先将nZnO溶解在凡士林中，然后将其涂抹在刚出生1周、还未长出毛发的小鼠触须部位，每天涂抹1小时，之后再清除掉。7天后，通过透射电子显微镜成像，研究人员发现，nZnO已经通过皮肤汗腺进入小鼠毛囊结构。这表明，周期性涂抹nZnO会导致这些纳米颗粒积累在小鼠毛囊中，但是，这些进入到毛囊结构中的纳米颗粒会对皮肤产生什么样的影响还尚不清楚。

为了探索上述问题，研究人员又进行了毛囊干细胞的体外培养实验。结果发现，与对照组相比，在那些暴露于nZnO中的毛囊干细胞里，调控细胞凋亡与分化的基因的转录、表达水平都发生了较大改变。这意味着，暴露组毛囊干细胞的分化潜力受到了严重损伤，并且更容易凋亡。进一步的诱导分化实验也证明，接触过nZnO后，毛囊干细胞分化成脂肪细胞和神经细胞的能力确实下降了。

为了形象地展示毛囊干细胞受到的"毒害"，研究人员还利用绿色荧光蛋白对毛囊干细胞进行标记，然后将nZnO暴露组和正常对照组的毛囊干细胞分别注射到免疫缺陷小鼠（裸鼠）的皮肤组织内。

2周后，使用光学成像技术可以明显看到，对照组仍然有非常明显的绿色荧光；而暴露组则检测不到绿色荧光，这说明受到nZnO颗粒毒害的毛囊干细胞都"阵亡"了。

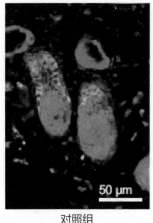
对照组

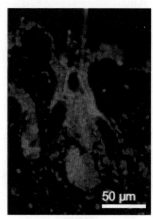
暴露组

研究人员希望可以为纳米材料找到更安全的使用方法。论文第一作者、青岛农业大学的葛伟博士说，"毛囊干细胞对修复皮肤损伤、维持皮肤稳态都非常重要。如何防止涂抹到皮肤表面的纳米粒子对毛囊干细胞造成损伤，是后续亟须解决的问题"。

裸鼠

一种呈纯合状态的近交系遗传缺陷小鼠（nu/nu），主要特征表现为无毛和无胸腺。因裸鼠无胸腺，致使T细胞生成障碍，缺乏免疫反应，是免疫缺陷动物。在肿瘤学、免疫学、药品与生物制品的安全性评价及有效药品的筛选等实验方面，具有特殊的价值。

新型防晒霜
不伤皮肤

撰文 | 凯瑟琳·布尔扎克（Katherine Bourzac）
翻译 | 赵昌昊

什么样的防晒霜不伤皮肤？皮肤科医师借助生物工程技术将紫外线吸收剂封装到纳米聚合物中，研制出了不易渗入皮肤的新型防晒霜。

在夏季强烈阳光的照射下，防晒霜能够有效地保护皮肤。然而，常用于防晒霜中的某些活性成分却可能渗入我们的血液循环系统。尽管这些化学成分是否对人体有害尚属未知，美国耶鲁大学的皮肤科医师迈克尔·吉拉尔迪（Michael Girardi）还是认为需要研发更安全的替代品。他与耶鲁大学生物工程系合作，研制出了一种防晒霜，其化学成分能够长久地停留在皮肤表层而不会渗入皮肤。

在太阳镜的镜片中，金属氧化物是阻挡辐射的主要成分，而防晒霜中起关键作用的化学物质则是能够吸收紫外线的有机分子。虽然截至2016年8月，并没有研究显示，这些有机分子会对人体造成直接伤害。然而，曾有少量针对动物和人工培养的细胞进行的研究发现，负责吸收紫外线的有机分子当中，有些会与细胞中的激素受体结合。这些研究结果表明，防晒霜有可能干扰内分泌系统，阻碍正常的新陈代谢或其他机体功能。

《自然·材料学》上的一篇文章报道了吉拉尔迪团队最新研制出的无渗入型防晒霜。他们将一种常用的紫外线吸收剂（帕地酸酯O）封装到可降解的纳米聚合物中。这种聚合物可以附着在皮肤细胞的蛋白质上，从而停留在皮肤表层，即使在湿润的皮肤上，该聚合物仍然可以粘在细胞上，只有用毛巾擦拭才

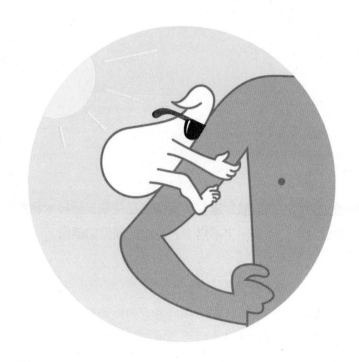

能去除。实验结果显示，新型防晒霜可以像传统的帕地酸酯O一样，有效地保护鼠类的皮肤不受紫外线伤害。

美国国家癌症研究所的皮肤病学家肯尼思·克雷默（Kenneth Kraemer，未参与上述研究）对这项研究十分欣赏，"若能将防晒物质进入血液系统的风险降至最低，自然有益无害"。目前，这种新型防晒霜仍然处在实验研究阶段，要想真正进入市场，还有很长的路要走。2016年夏天，吉拉尔迪等人开展一项前期研究，招募25位受试者，以确定这种纳米防晒物质在不同浓度下的防晒系数。不过，即便现在人们还无法购买更安全的新型防晒霜，质量合格的传统防晒霜仍然是强烈阳光下的不二选择。因为与日晒导致的灼伤、皮肤褶皱以及诱发癌症的紫外线损伤等相比，防晒物质渗入人体的潜在风险相对较低。

"三手烟"
更致癌？

撰文 | 凯瑟琳·哈蒙（Katherine Harmon）
翻译 | 冯志华

　　"三手烟"是指香烟燃尽后残留在衣服、墙壁、地毯、家具甚至头发和皮肤等表面的烟草烟残留物。研究发现，残留的尼古丁接触空气中常见的污染物亚硝酸后，会生成一种强大的致癌物。

　　任何一位走进烟民住所的人都认为，即便香烟已经燃尽，抽烟的痕迹也绝不会消失。这种所谓的"三手烟"是否会对健康造成威胁？美国劳伦斯伯克利国家实验室的研究者发现，香烟烟雾的残留物并不只是惰性地附着在一些物体的表面。相反，残留尼古丁能够与亚硝酸蒸气发生反应，后者是环境中一种常见的化合物，燃气具和交通工具都会释放这种物质。二者反应后会生成烟草特异亚硝胺（简称TSNA）。

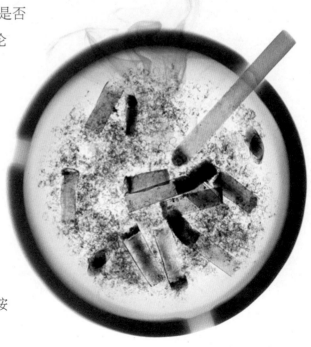

二手烟本身就包含TSNA，而由于空气中存在亚硝酸，TSNA的含量在抽烟停止后数小时内能增加数倍。由于尼古丁可以在物体表面附着几个星期甚至几个月，而TSNA又会通过呼吸或皮肤进入人体，因此这种形式的危害甚至可能比一手烟或二手烟更加持久。儿童最容易蒙受三手烟的荼毒，就像他们最容易受二手烟毒害一样。2010年2月8日公布在《美国国家科学院院刊》网络版上的这些发现还只是初步结果，三手烟对人类健康是否真的有害以及有什么样的危害还有待更多的研究加以确认。

大麻真的无害吗?

撰文 | 梅琳达·温纳·莫耶 (Melinda Wenner Moyer)
翻译 | 王栋

大多数青少年认为,吸食大麻对健康没什么危害,不过他们错了。

　　2013年,虽然美国青少年的吸烟率正处于历史上的最低点,但他们中吸食大麻的人数比例却上升了,而且,认为大麻有害健康的人数比例也创了最低纪录。美国国家药物滥用研究所"未来趋势监测"研究项目2012年12月公布的调查数据显示,在美国12年级(相当于高中三年级)的青少年中,仅仅44.1%的人认为经常吸食大麻对身体有害,这是自1973年以来的最低比例。这或许能够解释,为什么在2012年里,超过三分之一的美国高中高年级学生都尝试过吸食大麻,并且每15人中就有1人天天吸食。

　　对医用大麻接受程度的日益提升,可能是青少年对待大麻态度有所变化的潜在原因。自1996年以来,美国18个州以及哥伦比亚特区陆续出台相关政策,规定持有医生处方就可以合法地获取大麻。2012年11月,美国科罗拉多和华盛

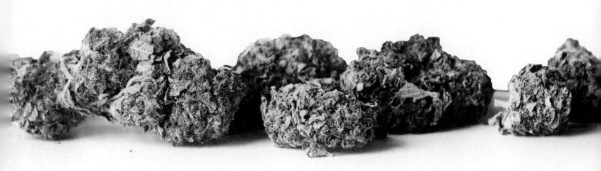

顿两个州率先放开了大麻的销售，任何21岁以上的消费者都可合法购买。"这种变化以及潜在的风险，很可能来源于对使用医用大麻日益广泛的认可。"项目领导人、美国密歇根大学的劳埃德·约翰斯顿（Lloyd Johnston）说。

但是，与成年人相比，青少年吸食大麻的风险更高。2012年8月，美国杜克大学和其他研究机构的研究人员公布了一项为期25年的研究的结果，其中显示大量吸食大麻能对青少年的认知能力造成永久性损害。在他们的研究中，那些于青少年和成人阶段被诊断具有大麻依赖性的人，智商在13～38岁这25年间可降低达8个点，这一结果已经考虑到了其他药物依赖性、精神分裂症和教育造成的影响（戒吸大麻的人的智商会有少许提高）。此外，对那些青少年吸食者来说，即便在成年之后戒吸，智商也未能恢复。

大麻吸多少才算过量呢？"这很难界定。"该研究的第一作者、美国杜克大学临床心理医生马德琳·迈耶（Madeline Meier）说。因为大麻烟卷中大麻的含量和效果大多不同，所以没有一种精确的方法能用来衡量吸食的量。但有一点很清楚，青少年的大脑尤其易受大麻的损害，所以青少年戒除大麻是聪明的举动，而且他们也会因为这样做而变得更加聪明。

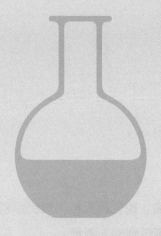

话题四
延缓衰老的
科学处方

　　谁不希望青春永驻，成为冻龄的男神或女神？面对延年益寿的诱惑，谁能不为之动心？

　　关于衰老的机理，科学家们有哪些新发现？基于这些发现，能够开出延缓衰老的哪些科学处方呢？在本话题中，我们将从基因、自由基、体温、机械按摩、激素等方面探寻延缓衰老的良方，还将走进记忆衰退、阿尔茨海默病等魔窟，一窥究竟。请跟随科学家的脚步远离甚至永别那些令人不快的衰老迹象吧！

乐观
延长生命

撰义 │ 莉萨·德蔻克莱尔（Iisa DeKeukelaere）

翻译 │ 波特

为了研究乐观是否能延长人的寿命，荷兰研究机构对999名老人进行了调查。结果发现：乐观的人的死亡率比不乐观的人要低。

研究表明，乐观能延长人的寿命。荷兰瓦赫宁恩大学对999名荷兰老人进行了调查，结果显示，同意诸如"我还有许多目标要奋斗"之类看法的人，比不同意的人拥有更长的预期寿命。这个调查完成9年后，在男性中，乐观的人

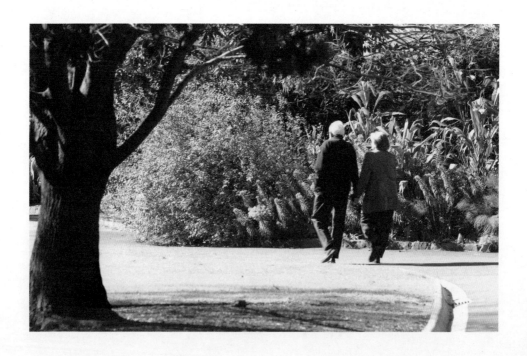

的死亡率比不乐观的人要低63%；而对于女性来说，乐观的人的死亡率比不乐观的人低35%。

荷兰的这项研究还对乐观和寿命之间的因果关系进行了分析。在排除被调查者的饮食、吸烟习惯、肥胖、体育运动和酒精依赖等影响因素后，研究者将乐观的影响单独提取出来，发现乐观的确有助于健康。美国宾夕法尼亚大学心理学家马丁·塞利格曼（Martin Seligman，未参与这项研究）解释说："乐观主义者总是试图回避坏事情。"例如，乐观的人更乐于遵照指示进行例行的医疗检查。

幸运的是，悲观主义者也能够被引导到乐观看世界的行列中来。在塞利格曼的一项研究中，悲观的大学生被随机分配到乐观向上的班级中。结果，他们去学校健康服务机构就诊的次数减少了，沮丧和忧虑的比例也比那些没有加入到快乐班级的低。正面的自我鼓励对悲观主义者也很有帮助。例如，美国梅奥诊所退休心理学教授罗伯特·C.科利根（Robert C. Colligan）说："一个考试考糟了的学生应该说'下个学期我将做得更好'，而不是'我可能所有的科目都考不好'。"

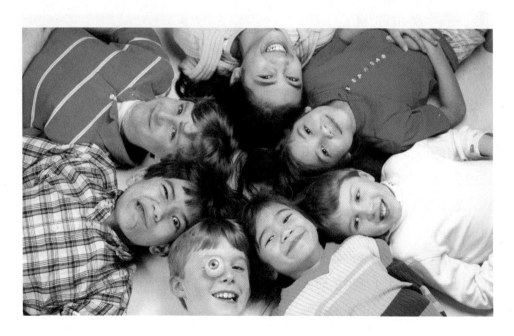

基因改变
导致衰老

撰文 | 梅琳达·温纳·莫耶（Melinda Wenner Moyer）
翻译 | 贾明月

过去多年来，人们一直认为，自由基是导致衰老的原因之一。但研究人员发现了一条线索，证明基因改变也是衰老的原因之一。这个新发现还与减少热量摄入能够延长寿命的观点不谋而合。

衰老折磨着地球上所有的生物，每个人都梦想找到抵抗衰老的良方。不过在进行了长达几十年的研究之后，衰老依然是一个谜。近期的研究发现为这一僵局找到了一个不错的理由：长期以来科学家可能把衰老的原因都弄错了。有证据表明，衰老并非基因和细胞损伤积累的结果，而是遗传发育程序出错时产生的现象。

导致衰老的原因是压力和氧自由基，氧自由基是氧的活性形式，是新陈代谢的正常副产物。过去多年来，这一观念一直统治着衰老研究领域。对秀丽隐杆线虫（以下简称线虫）所做的研究已经证明，减少与活性氧的接触

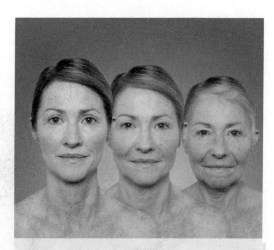

衰老也许不一定像长期以来人们认为的那样，是细胞和DNA受到压力及氧化损伤的必然结果。

可以延长线虫生命，那些更长寿的线虫抗压能力也更强。但是，很少有研究能够确凿无疑地把氧化损伤与细胞功能改变联系起来。

科学家还注意到，固有的基因变化伴随着衰老而出现。当小鼠年岁渐长时，负责控制细胞生长和再生的 $p16^{INK4a}$ 基因在大部分组织中变得更加活跃，让细胞在应对损伤和疾病时，不能再像年轻细胞那样容易再生。与年轻小鼠的肌肉干细胞不同，老年小鼠的肌肉干细胞会积聚一种蛋白质复合物，随着时间的推移，这些复合物会把肌肉转变为纤维化的脂肪组织。

不过，上述发现并不能动摇"衰老是损伤积累的结果"这一观点，因为这些基因改变可能只是衰老的后果，而非原因。"要分辨哪些是因，哪些是果，总是很有挑战性。"美国华盛顿大学的生物化学家布赖恩·肯尼迪（Brian Kennedy）评价说。尽管多项研究表明改变某些基因的表达可以影响生物体的寿命，但人们并不清楚这些基因是否真正参与了正常的衰老过程。

在《细胞》杂志上刊载的一篇论文认为，遗传程序确实可以引发衰老。美国斯坦福大学和科罗拉多大学博尔德分校的科学家对比了年轻线虫和老年线虫体内表达的基因。尽管两者相差1,000多个基因，但其中大部分都只受到区区三个基因的控制，分别被称为 *ELT-3*、*ELT-5* 和 *ELT-6*。这三个基因是转录因子，也就是开启或关闭其他基因的分子开关。这项研究的合作者之一、斯坦福大学发育生物学家斯图尔特·金（Stuart Kim）解释说，"有成百上千个地方出了岔子，但追根溯源，都是这三个转录因子惹的祸"，我们知道它们都与特异膜细胞的发育有关。这三个转录因子在年轻和老年线虫体内的表达也有差别。

为了检验损伤积累最终能否影响这些转录因子，这些科学家让线虫暴露在氧化应激、感染和辐射之中，但没有一种做法能够影响上述因子的表达。斯图尔特说，这些变化"似乎是线虫基因组与生俱来的"，而不是外界影响造成的。此外，当这些研究人员让通常在老年线虫体内活性明显增加的 *ELT-5*、*ELT-6* 不再表达后，线虫的寿命延长了50%。"我当时完全惊呆了。"斯图尔特评论道。

这项研究发现还与另一个传统观念不谋而合，即减少热量摄入能够延长寿命。这些研究人员发现，这三个转录因子都受到胰岛素样信号通路的控制，而这条通路又负责调控机体在面对饥荒时的代谢改变。斯图尔特说，如果热量摄取受到限制，胰岛素样信号通路就会将ELT转录因子及生物体内其他的对应因子调整为"更年轻的状态"。科学家还指出，植物化合物白藜芦醇也可以引起类似的热量限制效应，并调整这些信号通路，因此可以延长某些生物的生命。

　　斯图尔特并不认为转录因子是专门为了引发衰老而发生变化的。他推测，随着线虫渐渐变老，转录因子的功能会发生错乱。毕竟进化总是选择那些有助于个体繁殖的基因，一旦生物体过了生殖期，它们就不再是进化过程选择的对象了。斯图尔特解释说："当大自然不再关心你的时候，整个生命系统就将被放任自流。"*ELT-3*、*ELT-5*和*ELT-6*可能在年轻线虫的发育中

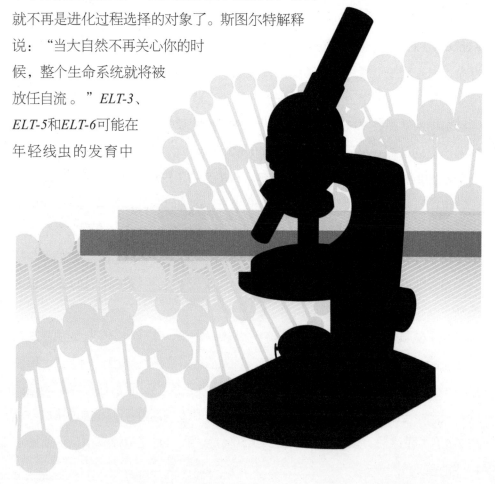

起着重要作用，但当任务完成后，它们的功能就可能错乱。这种被斯图尔特称为"发育放任"的现象，实际上可能导致了衰老。

肯尼迪注意到，这项研究并没有证明线虫的衰老仅由发育放任引起。损伤积累和发育放任都有可能发挥了作用，也可能有其他基因通路牵涉其中。不过他指出，这篇文章肯定给科学家提供了"一些新的思路，来思考什么有可能引发衰老过程，这项研究为衰老研究前沿提出了一个能够进一步检验的新假说"。

对于我们来说，这些发现意味着什么呢？假如衰老确实是一个遗传程序，那么总有一天能够预防衰老。不过，现在还没有人知道ELT在人体内的对应因子——GATA转录因子是否也参与了正常衰老过程，不过斯图尔特及其同事希望很快就能回答这个问题。"我们了解人类发育如何进行，"斯图尔特说，"现在我们只要在这些发育通路中找出，哪一条通路在老年人体内不起作用就行了。"

自由基未必
导致衰老

撰文 | 凯特·威尔科克斯（Kate Wilcox）

翻译 | 贾明月

自由基衰老学说认为：氧自由基破坏细胞结构、蛋白质和DNA，从而损害健康，使身体衰老。利用抗氧化剂可以中和活性氧，阻止它们破坏细胞。然而加拿大科学家的实验却得到了相反的结果。

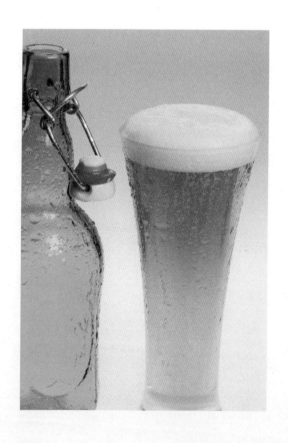

许多公司已经开始在各种产品（从面霜到碳酸饮料）中添加抗氧化剂，他们宣称这种东西可以清洁细胞、预防癌症，甚至延长寿命。其机制是阻止不稳定的氧分子（代谢的正常副产物）破坏细胞。但一项研究认为，在延长寿命方面，抗氧化剂可能并无效果。

自由基衰老学说认为，身体使用过的某些氧分子携带负电荷，具有化学活性。因此，它们能够破坏细胞结构、蛋白质和DNA，从而损害健康，使身体衰老。细胞拥有一种天然的防御工具——超氧化物歧化酶（缩写为SOD），这种特殊的抗氧化剂可以中和活性氧，阻止它们破坏细胞。这一理论由德纳姆·哈曼（Denham Harman，现为美国内布拉斯加大学名誉医学教授）在1956年提出，他认为当机体衰老时，SOD预防氧化应激的有效性就会降低。过去多年来，这项得到广泛接受的理论经受住了各项实验的考验：在小鼠、苍蝇或酵母中敲除SOD基因后，它们会得癌症，并且寿命缩短。

活性氧

是一类含有氧原子的反应活性分子，包括过氧化氢、羟自由基、超氧阴离子、单线态氧等。在生物体中具有重要的生物功能，广泛参与细胞信号转导、氧化损伤、发育分化、衰老凋亡，以及多种生理、病理过程。

不过，在2009年2月的《公共科学图书馆·遗传学》杂志上，加拿大麦吉尔大学的西格弗里德·海基米（Siegfried Hekimi）和杰里米·M. 范拉姆斯东克（Jeremy M. Van Raamsdonk）报道说，从秀丽隐杆线虫体内敲除SOD基因的实验得到了相反的结果——它们反倒活得更久了。线虫体内的5个SOD基因主要在线粒体中工作。在这项实验中，研究人员敲掉了不同的SOD基因，以便了解不同的基因组合如何影响线虫制造这种抗氧化剂的能力。当研究人员关闭其中一个基因*SOD-2*时，线虫的寿命延长了30%。在后续研究中关闭4个基因时，线虫依然寿命正常。

海基米相信，这个结果给了自由基衰老学说重重一击。他宣称，细胞的损伤是衰老的结果，而不是原因。他把过去支持自由基理论的实验证据比作"每天早晨都会升起的太阳"，但这并不能证明第二天它还会照常升起，"不过我必须证明它不会升起"。

这些被敲除了*SOD-2*基因的线虫并不健康，它们表现出氧化应激的迹象。失去抗氧化剂后，它们的细胞缺乏保护，在实验室外，它们会死于疾病或癌症。但海基米认为这不影响它们的正常寿命。他的观察结果表明，线虫也许会患病，但能活得更长。

其他科学家怀疑这项发现不能推翻整个自由基理论。加拿大安大略圭尔夫大学的约翰·菲利普斯（John Phillips）曾经研究过黑腹果蝇的SOD基因，他说："不能因为在单一物种上研究单一基因的区区一篇文章，就对一项理论大放厥词。"另外，秀丽隐杆线虫有5个SOD基因，而人类只有2个。菲利普斯说，"我认为我们需要了解多余的SOD在哪里起作用，是在组织里还是在肌肉中，是在哪个细胞器里工作"，这样才能全面理解秀丽隐杆线虫的氧代谢机制。了解线虫的生物特异性，有助于阐明SOD通常如何工作。

海基米认为，他的发现支持了关于衰老的另一种理论（确切地说，这还只是一个构想），即较慢的新陈代谢和较低的温度减慢了生命节奏，可以使生物体活得更久。有些研究已经对衰老的生命节奏理论提出了挑战，但海基米认为，"你必须更宽泛地来看待这一理论，即事件发生的速度能够影响生物的寿命"。在他看来，寿命延长的原因是：在敲除SOD基因的线虫体内，自由基破坏了线粒体，线粒体产生的能量减少了，从而减缓了线虫的新陈代谢。

比利时根特大学的巴特·布赖克曼（Bart Braeckman）所持的观点跟海基米正好相反。他在2007年研究了秀丽隐杆线虫，研究结果让他摈弃了衰老的生命节奏理论。但布赖克曼也不认为自由基学说是唯一的答案。他指出，最近许多研究都对过分简化的自由基学说提出质疑，海基米的研究只是其中之一，"这些研究的最终结论都相似：自由基学说有问题"。

这对被大肆宣扬的抗氧化剂来说意味着什么呢？科学研究无法证明，合成抗氧化剂可以给人类寿命的延长带来什么明确的好处，这正是哈曼提出这一理论以来一直在困扰他的一个问题。尽管抗氧化剂的确可以抵御损伤，但关于它们在预防衰老上究竟能起多大作用，人们依然没有达成一致意见。"我很高兴有人质疑这项理论，"哈曼说，"这是我们找到正确理论的唯一途径。"

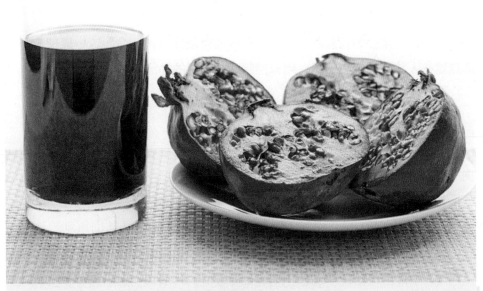

抗氧化剂在石榴中含量丰富，它可以对抗自由基损伤，但可能无法延缓衰老。

降低体温
延长寿命

撰文 | 尼基尔·斯瓦米纳坦（Nikhil Swaminathan）
翻译 | 丁莉

多家高科技公司有意利用"降低体核温度能够延长寿命"这一原理，开发能放置在人脑中的感应装置，用以控制调节体温的神经区域。

在饮食中限制卡路里摄入的恒温动物（即体温维持在较窄范围内变化的动物）活得更长久，但也会感觉寒冷。科学家们发现，仅仅降低体核温度，就能够延长老鼠的寿命。美国加利福尼亚州的斯克里普斯研究所的陶马什·巴尔特福伊（Tamas Bartfai）、布鲁诺·康蒂（Bruno Conti）及其同事利用基因手段，成功地"欺骗"了老鼠的大脑，使之误以为周围很热，从而将体温调低零点几度。所有的老鼠都能随意吃喝。体温较低的转基因老鼠比正常体温的对照老鼠多活了大约三个月，寿命延长的时间比那些限制卡路里摄入的老鼠多了大约1/3。相关报告发表在2006年11月3日的《科学》杂志上。巴尔特福伊说，已经有多家高科技公司与他们的研究组接洽，希望能开发一种小型的感应装置，放置在人类的大脑中，用以控制调节体温的神经区域。

体核温度

指机体深部（包括心脏、肺、脑和腹部器官）的温度。体核温度比体表温度高，且比较稳定。

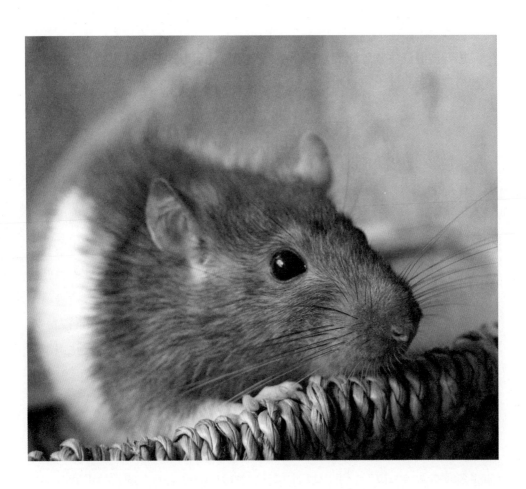

力学生物学：
皮肤抗衰老的新思路

想要皮肤逆生长？研究发现，机械按摩震动可以改善皮肤机能，为皮肤抗衰老带来新思路。

生物体每天感受来自外界的各种刺激。人每天接受的按压、拉伸、推挤等直接作用于身体和细胞的机械刺激——即通常所说的"力"，大都十分微小，不会造成外伤与内伤等显著影响。因而，这类研究长期以来并未受到广泛重视。但近年间，力学生物学——一个汇集物理学、生物学、工程学背景的新兴交叉学科，开始致力于研究生物组织与机械刺激（震动、扭转或拉伸）之间的关系，并探索微小刺激下生物组织的反应。

经过多年基础研究，力学生物学首先在抗皮肤衰老领域展露应用潜力。欧莱雅研发与创新团队研究发现，机械按摩震动可以改善两项重要的皮肤组织机能：强化真皮—表皮连接区、提高细胞外基质的分泌，并显著改善面部、颈部、前胸等多个部位的皮肤衰老临床指标。相关研究《皮肤按摩装置对离体人真皮蛋白表达以及活体面部皱纹的作用》于2017年3月1日发表在美国《公共科学图书馆·综合》上。在此基础上，欧莱雅于2017年4月4日正式发布"科莱丽智能多效声波美容仪"，推出具有三个触点设计按摩头的全球首款声波抗衰老美容仪，经临床证实，可明显改善15种皮肤衰老迹象。

欧莱雅与新加坡力学生物学研究所、新加坡医学生物学研究所、法国朗之万研究所和巴黎第七大学这全球四大力学生物学专业研究中心展开研究合作。欧莱雅全球科学总监雅克·勒克莱（Jacques Leclaire）评价道："在非侵入式对抗皱纹和松弛的可能性方面，力学生物学领域的前沿研究成果引领我们进入实质性的飞跃拓展，并激发我们进一步开创全球美妆界的颠覆性创新。"

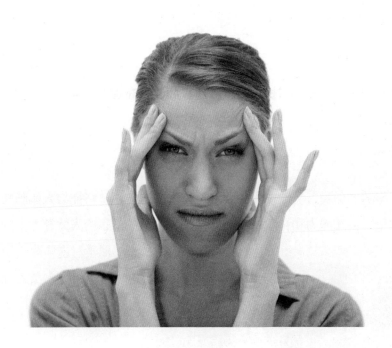

睾丸激素的
隐痛

撰文 | 蔡宙（Charles Q. Choi）
翻译 | 刘旸

　　睾丸激素水平随年龄增长而持续减退，即使补充睾丸激素也不能让人变得更加强壮。

　　随着年龄的增长，男性睾丸激素水平持续减退，这一特征与人体脂肪含量增加，力量、认知能力和骨骼质量降低相关。不幸的是，给人体补充睾丸激素似乎对这些改变无能为力。研究人员还发现，补充睾丸激素确实能使该激素分泌量较低的老人脂肪含量降低，瘦肉含量增加。但是，没有证据显示受试者身体会变得更加强壮或更加灵活，认知能力和骨骼矿物质密度也没有改善。这一结果发表在2008年1月2日的《美国医学会杂志》上。

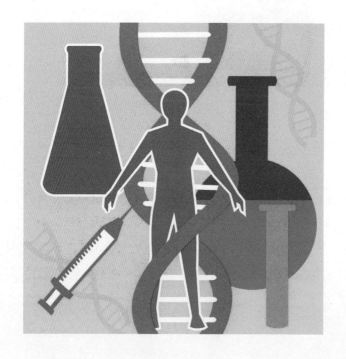

治疗记忆障碍
第一步

撰文 | 米汉·克里斯特（Meehan Crist）
翻译 | 朱机

新生成的神经元形成新记忆，老了以后则转变为回忆过去。如果人衰老后普遍出现的记忆障碍是因为新生神经元减少，那么科学家就能通过刺激神经发生治疗记忆障碍。

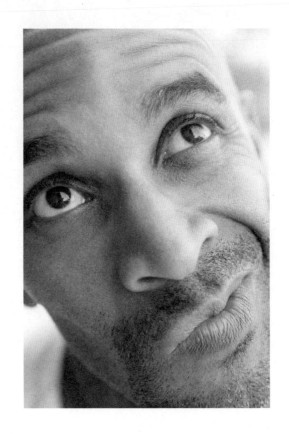

几十年来，科学研究表明，我们记忆日常生活经历的本领，有赖于大脑中一个名叫海马的脑区。记忆的基础功能，包括"记"新的东西和"忆"旧的事物，都靠海马中不同类型的神经元来加工处理。研究人员发现，同一群神经元实际上能够执行"记"和"忆"两种不同的功能，并且这种功能角色的转变是随年龄增长而发生的。

有一类叫作颗粒细胞的神经元，一开始的功能是形成新记忆，老了之后则转变为回忆过去。随着年龄的增长，新生成的

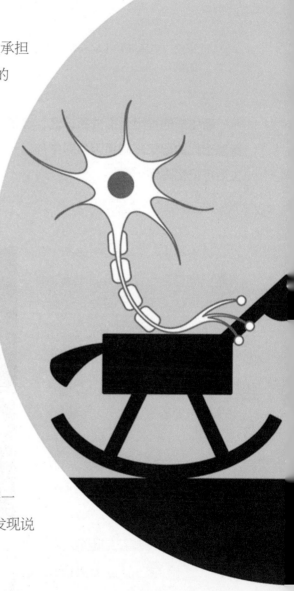

颗粒细胞会接手老颗粒细胞的任务，承担形成新记忆的职责。2012年5月30日的《细胞》杂志刊登了美国麻省理工学院利根川进（Susumu Tonegawa）等人的这一发现。

　　颗粒细胞中，仅有5%左右是在我们出生后，以"神经发生"（即产生新神经元）的方式产生的。利根川进的团队研究了这部分神经元的作用。他们利用基因工程技术改造小鼠，选择性地"关闭"了小鼠大脑内的一部分"老"神经元。然后，他们给小鼠做了一系列测试，包括走迷宫、条件性恐惧测试等，结果证明新的颗粒细胞主要负责对相似事物的分别记忆，而老的颗粒细胞的作用则是根据一些细微线索，回忆过去的事物。这一发现说

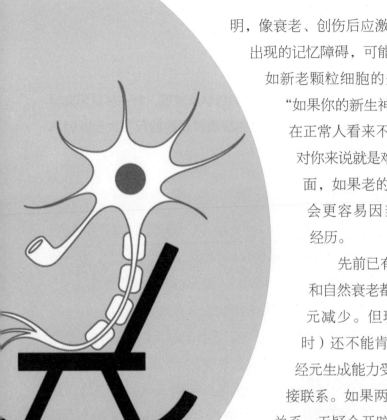

明，像衰老、创伤后应激障碍症等情况中普遍出现的记忆障碍，可能与颗粒细胞有关，比如新老颗粒细胞的失衡。利根川进说："如果你的新生神经元数量异常，那么在正常人看来不一样的两件事，也许对你来说就是难以辨别的。"另一方面，如果老的神经元太多，也可能会更容易因当前线索而忆起创伤经历。

先前已有研究显示，创伤经历和自然衰老都会导致海马新生神经元减少。但现在（指该论文发表时）还不能肯定，在记忆障碍与神经元生成能力受损之间到底有没有直接联系。如果两者之间确实存在因果关系，无疑会开辟一片新领域，让科学家找到通过刺激神经发生治疗记忆障碍的新方法。这项研究已经在改变我们对记忆机制的理解。

令人聪明的
长寿基因

撰文 | 蔡宙（Charles Q. Choi）
翻译 | 贾明月

　　长寿和聪明之间可能存在着某种联系。美国科学家发现，有一种基因变异在聪明的老人中普遍存在，这种变异使血液中胆固醇颗粒的尺寸大于普通水平，从而减少了发生心脏病和中风的风险。

　　人人都想长命百岁，不过一万个人中可能只有一个人能够实现愿望。除此之外，人们还希望自己一百岁的时候，脑力和体力都能保持良好状态。有一种基因似乎可以帮助我们达成心愿。美国阿尔伯特·爱因斯坦医学院的尼尔·巴尔齐莱（Nir Barzilai）和他的同事们对158位德裔犹太老人进行了研究。在一项含有30个问题的测试中，通过测试的百岁老人胆固醇酯转移蛋白（CETP）基因发生普遍变异的可能性，是未通过测试的同年龄人群的2～3倍。在75～78岁年龄区间，这个数字达到了5倍。CETP基因的这种变异使血液中胆固醇颗粒的尺寸大于普通水平，降低了这些颗粒被阻滞在血管内层的可能性，从而减少了发生心脏病和中风的风险。这项发现发表在2006年12月26日的《神经科学杂志》上。

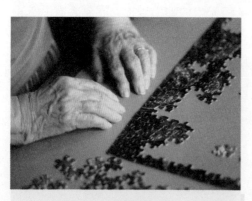

长寿和才思敏捷之间，可能有着某种联系。

阿尔茨海默病
"长"什么样

撰文 | 妮科尔·加尔巴里尼（Nicole Garbarini）
翻译 | 波特

阿尔茨海默病起因于致病蛋白质在脑中的聚集，这些蛋白质一条接着一条，组成长线状的纤维。科学家们利用实验数据构筑了这些纤维的三维模型，以期研制出具有针对性的药物。

阿尔茨海默病是一种常见的与年龄密切相关的神经系统疾病。研究者对阿尔茨海默病的了解又加深了一步，知道了这种疾病具有什么样的"外形"。

阿尔茨海默病有一个特点是，致病的蛋白质聚集在脑中形成斑块。这些斑块由不同长度和构造的 β-淀粉样蛋白组成。这些蛋白质一条接着一条，组成了长线状的纤维。美国圣迭戈索尔克生物研究所的罗兰·里克（Roland Riek）及其同事与瑞士洛桑大学和瑞士霍夫曼罗氏有限公司的科学家一起，利用自己的实验结果和以前研究者的数据，建立起这些纤维的三维模型。

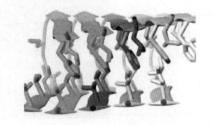

带状模型代表了引起阿尔茨海默病斑块的蛋白质三维结构。

里克说，模型将帮助研究者了解蛋白质的结构，有助于研制出具有针对性的药物。例如，让某些药物分子表现出镶嵌蛋白质的特征，加入到纤维的形成环境中，这样就可以阻碍纤维的形成。这类黏性分子同样可以用于疾病的早期

帕金森综合征

由英国医生詹姆斯·帕金森（James Parkinson）最先描述。在医学上又名震颤麻痹，是一种慢性的中枢神经系统退化性失调，它会损害患者的动作技能、语言能力以及其他功能。主要症状是肌肉强直、双手震颤、动作缓慢、步态慌张、表情淡漠等。

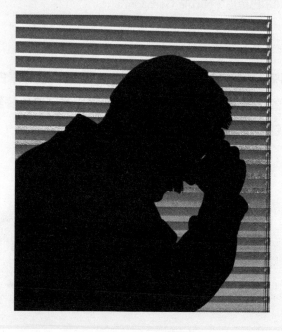

诊断中。建立三维模型对于深入了解与纤维结构相关的其他神经系统疾病也有帮助，例如帕金森综合征。

美国加利福尼亚大学洛杉矶分校神经学教授戴维·B. 特普洛（David B. Teplow）未参与里克的工作，他认为这个模型并没有完全表示出患者脑内纤维的模样。不过，特普洛还是肯定了这项工作的意义，它为进一步开展其他 β - 淀粉样肽结构模型的研究奠定了基础。里克表示，他的研究小组还将把建立三维模型的工作扩展到其他类型的淀粉样蛋白上，因为形成一条纤维涉及许多蛋白质的构造变化。他解释说："我们必须在它们处于中间状态的时候捕捉到它们。"

阿尔茨海默病
新基因

撰文 | 芭芭拉·洪科萨（Barbara Juncosa）
翻译 | 刘旸

在美国，每20位65~74岁的老年人中，就有一位受到阿尔茨海默病的困扰。研究人员发现一个新基因突变会增加患上阿尔茨海默病的风险，具有这个突变的个体的发病时间也有提前的趋势。

人们发现，一个新基因突变会增加患上某种常见类型的阿尔茨海默的风险。该突变位于一个名为 *CALHM1* 的基因内，这个基因控制着神经细胞中钙离子的浓度。研究人员观察到，*CALHM1* 发生突变会引起 β-淀粉样蛋白斑块的形成，而这些黏性蛋白斑块正是这种疾病的一大特征。

在美国，每20位65~74岁的老年人中，就有一位受到阿尔茨海默病的困扰。如果 *CALHM1* 基因的一个拷贝发生异常，患病概率将上升到1/14；如果两个拷贝都异常，患

神经变性病

是指由于神经元变性、凋亡等所导致的神经系统退行性疾病，包括帕金森综合征、阿尔茨海默病、多发性硬化症、亨廷顿病等。临床表现主要为运动功能障碍，以及记忆与认知功能障碍。

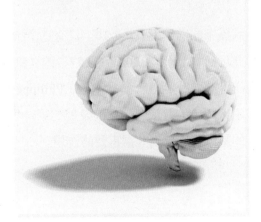

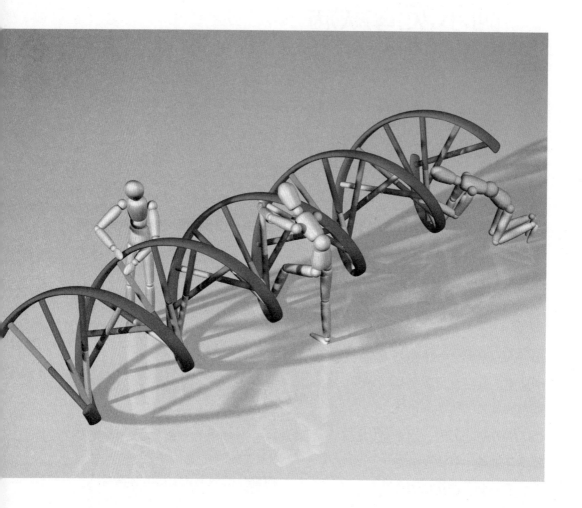

病概率将继续上升至1/10。具有这个突变的个体的发病时间也有提前的趋势。
此项研究刊登在2008年6月27日的《细胞》杂志上，纽约曼哈西特范斯坦医学
研究院的菲利普·马兰鲍德（Philippe Marambaud）是论文的第一作者。他表
示，*CALHM1*基因和之前发现的第一个阿尔茨海默病基因*APOE*将对这种疾病
的基因筛选起到非常重要的作用。

变异基因
抵御阿尔茨海默病

撰文 | 凯瑟琳·哈蒙（Katherine Harmon）
翻译 | 蒋顺兴

研究发现：有一种基因的常见变异能明显减慢记忆力衰退的速度，这个基因过去就被认为与长寿有关。

胆固醇或许会让人联想到心脑血管疾病，但越来越多的证据显示，这种脂质对人类的脑部健康有很重要的作用，毕竟人体胆固醇有1/4存在于大脑中。一项研究发现，有一种控制胆固醇分子大小的基因的常见变异，可以减慢人们智力下降的速度，预防阿尔茨海默病。

表达胆固醇酯转移蛋白（CETP）的基因中，一个氨基酸（异亮氨酸）被另一个氨基酸（缬氨酸）替代——拥有这种基因变异的人"记忆力衰退

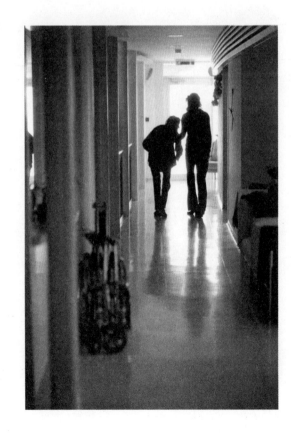

的速度明显慢得多"。2010年1月12日《美国医学会杂志》在线发表了相关研究论文。事实上，两个等位基因上都是缬氨酸的人认知能力的下降速度，比等位基因上都是异亮氨酸的人慢51%，患阿尔茨海默病的风险也降低了70%。

这些还只是初步结果，这种保护认知能力现象背后的确切机理当时仍不太清楚。不过，该研究的主要作者、美国阿尔伯特·爱因斯坦医学院的理查德·B. 利普顿（Richard B. Lipton）指出，这个基因过去就被认为与长寿有关，而且通过设计药物改变CETP的功能来帮助心脏病患者的研究工作也在进行。利普顿希望，这些疗法或许能像上述研究揭示的那样，对改善认知能力也有所帮助。

帕金森病的
早期诊断

撰文 | 安妮·佩恰（Anne Pycha）
翻译 | 赵昌昊

未来，可能只需要请就诊者做一些简单的测试，比如走路、讲话、打字，就能够完成帕金森病的早期诊断。

帕金森病患者在收到正式诊断的几年前，可能已经表现出了一些运动困难的症状，但是目前的早期诊断方法非常麻烦，需要在医院由经验丰富的医生完成。近期，三项研究表明，未来可能只需要做一些简单的走路、讲话、打字测试，就能够完成帕金森病的早期诊断。如果能找到治愈帕金森病的方法，早期诊断就意味着医护人员可对帕金森病患者进行早期干预，这对于减缓患者的神经功能退化极为重要。美国约翰·霍普金斯大学的神经科学家佐尔坦·马里（Zoltan Mari）认为，这一结果非常振奋人心，但同时也提醒说，在推广这种诊断方式之前，需要进行更加广泛的研究。

走路：

美国南佛罗里达大学的希亚姆·佩鲁马尔（Shyam Perumal）、拉维·桑卡尔（Ravi Sankar）为93位帕金森病患者与73位健康者佩戴了可穿戴式传感器。通过分析数据，他们发现两组受试者的走路方式存在差异。依据步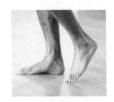长、脚跟力度等参数，研究人员可以区分出实验组与对照组，准确率达到87%。

讲话：

捷克理工大学与布拉格查理大学的让·鲁西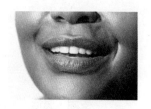
（Jan Rusz）及同事让受试者大声朗读一份单词表，
然后再用90秒时间，描述自己的兴趣爱好，研究人
员会录音。分析表明，帕金森病发病概率较高的受
试者共有50位，不过其中只有23位已经表现出了帕金森病症状。这些录音片段
包含一些简单的声学信息，比如语速是否变慢、停顿时间是否变长等。据此，
研究人员能以70%的准确率判断出受试者是否有可能患上帕金森病。

打字：

美国麻省理工学院的卢卡·詹卡多（Luca
Giancardo）和同事让帕金森病患者与健康的对照组
听一段寓言故事，并用打字的方式，将故事记录下
来。两组受试者的年龄和整体打字速度一致。通过
分析从按下一个键到松开这个键的时间，研究人员成功地将两组受试者区分开
来，准确性与目前临床诊断中所用的运动能力测试相比毫不逊色。

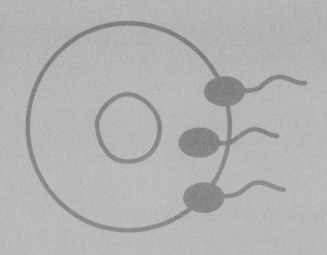

话题五

为了下一代的
健康

怀胎十月，一个可爱的生命呱呱坠地。是否如星座所说，婴儿出生的季节和环境对以后的命运有影响？有没有一种简单易行的方法能检测母体中胎儿的健康状态？无痛分娩会不会影响新生儿的健康？早产对孩子的未来有没有影响？为了孩子的身心健康，应该如何喂养？如何教育？

本话题将为你揭开优生优育的秘密，为了下一代的健康，请认真阅读。

寒冬是万恶之源

撰文 | 梅琳达·温纳·莫耶（Melinda Wenner Moyer）
翻译 | 徐海燕

出生季节与精神疾病的关联可能源于白昼的长短。

几项研究表明，冬天出生的人比夏天出生的人更易患精神分裂症、抑郁症和季节性情感障碍（缩写为SAD）。另一项研究或许能解释这种关联：新生小鼠接受日照的时间长短，决定了生物钟关键基因的行为。

美国范德比尔特大学和亚拉巴马大学伯明翰分校的一个研究团队，为一组老鼠幼崽每天提供8个小时的日照，模拟冬天的情形，对第二组则每天给予16个小时的日照以模拟夏天的情形，直到它们成年。成年后的4周时间内，这些老鼠有的保持同样的日照时间，有的接受相反的日照时间。与"夏天"长大的幼崽相比，"冬天"长大的幼崽无论成年后接受的日照时间是长还是短，生物钟基因开启的时间都较为短暂。另外，冬天长大的幼崽和SAD患者一样在夜间更加活跃，或许这是因为生物钟与外部时间变化未能精确吻合。不过先别急着给婴儿房装紫外灯，这种季节性信号对人类的作用还处于研究之中。

命运决定在出生前

撰文 ｜ 明克尔（JR Minkel）
翻译 ｜ 王靓

胎儿的健康情况将影响他们日后能否取得成功。据统计，在母腹中经历了1918年流感大流行的人群，男性因能力欠缺而导致工资水平比同时代的人低5%～9%。

所谓的"胎儿起源假说"预言，指如果子宫内的胎儿健康状况出了问题，可能会导致他们在成年后患上一些慢性病。研究人员对短期饥荒所做的研究确实支持这一观点。然而，美国哥伦比亚大学经济学家道格拉斯·阿尔蒙德（Douglas Almond）所做的一项研究表明，胎儿的健康情况，甚至能够影响他们日后能否取得成功。他集中研究了那些在母亲腹中经历了1918年流感大流行的人群。20世纪60年代到80年代的详细人口普查数据表明，这一人群比起他们的兄弟姐妹和同时代的人，高中毕业的人数要少15%，男性由于能力欠缺导致工资水平降低5%～9%，生活贫困的可能性要高15%。阿尔蒙德在2006年8月的《政治经济学杂志》上报道了这一结果。他表示，有鉴于此，制订旨在改善胎儿健康状况的方针政策，对提高未来的收入水平具有重要意义。

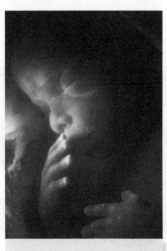

胎儿的健康状况影响他们的终生幸福。

验妈妈的血
看宝宝的病

撰文 | 梅琳达·温纳·莫耶（Melinda Wenner Moyer）
翻译 | 陈筱歪

羊膜腔穿刺术可以检测出胎儿是否患有唐氏综合征等染色体异常疾病，但在取样过程中有1%的概率致使孕妇流产。幸好一种非侵入式的产前检查已经面世，可以通过检测母亲的血液诊断出胎儿是否患有遗传疾病。

今天的准父母如果想知道自己即将出世的孩子有没有可能患上某种疾病，他们并没有太多方法来消除自己的担忧。血液测试可以告诉医生，一对父母是否携带囊性纤维化、泰－萨克斯病等遗传疾病的致病基因，但这种方法不能确定他们的孩子是否会遗传这些致病基因。尽管羊膜腔穿刺术或绒毛膜绒毛取样检查可以检测出胎儿是否患有唐氏综合征等染色体异常疾病，但在取样过程中有1%的概率致使孕妇流产，因此很多准妈妈拒绝接受检测。幸好，由于一系列突破性进展，一些非侵入式的产前检查陆续面试。该检查方法可以通过检测母亲的血液样品，诊断出胎儿是否患有遗传疾病。不过，这个令人激动的进展也带出了一些难题——如何管理和规范这项

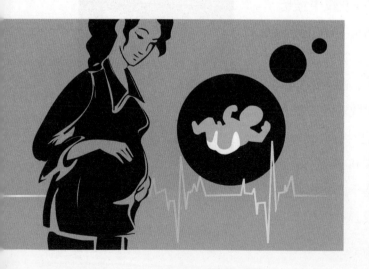

是一种产前诊断技术，主要用于筛查胎儿是否患有唐氏综合征、镰状细胞贫血、囊性纤维化等先天遗传性疾病。医生首先利用穿刺针穿过母亲腹壁、子宫壁及羊膜，从羊膜腔中抽取发育中的胎儿周围的羊水，这些羊水中含有胎儿皮肤细胞和其他发育过程中脱落的细胞。收集细胞并培养后，进行核型分析、生化分析、DNA分析等，根据结果推断或排除各种先天遗传性疾病的患病风险。羊膜腔穿刺术属于侵入式检测技术，可能会造成流产，通常针对35岁以上和生育过先天遗传性疾病新生儿、有家族遗传性疾病史的怀孕女性，通常在怀孕第13～20周之间进行。

技术。

这种非侵入式检测手段得以实现，要归功于香港中文大学的化学病理学家卢煜明（Dennis Lo）1997年的一个发现——孕妇血液中含有一些游离的胎儿基因拷贝。2010年12月，卢煜明在《科学·转化医学》上报告了一项新技术，可以测定孕妇血液中单个的胎儿基因序列，统计胎儿染色体的数量，从而确定胎儿是否携带致病突变或者染色体是否异常。

遗传自母亲的胎儿基因很容易分辨，因为在母亲血液中，这些基因的数量会高于正常情况，而母亲体内原本没有的那些突变基因，则应该是胎儿从父亲那里继承的。在发表于《英国医学杂志》的一篇后续论文中，卢煜明用这种方法对753个孕妇进行了检测。由于唐氏综合征患儿拥有三条21号染色体，而正常人只有两条，因此他统计了孕妇血液中来自21号染色体的DNA分子的数量，准确诊断出了所有会患唐氏综合征的胎儿。卢煜明说，这种检测方法能够代替"98%的侵入性技术，比如羊膜腔穿刺术"。不过，这次检测得到了3个假阳性结果，因此每个阳性结果都需要进一步使用更具侵入性的检测手段加以确认。

最大的问题是，这些测试会如何影响父母的决定：他们会因为胎儿确诊患病而堕胎吗？是否可能出现一些检测方法，让父母能够根据眼睛或皮肤颜色之类的外在特征，来决定是否保留胎儿？

　　美国斯坦福大学的法学教授亨利·T. 格里利（Henry T. Greely）说，对于这些问题，美国政府还没有提出任何解决方案。另外，医生也需要一些指导性方案，以便能给准父母提出一些合理建议。否则，"许多家庭收到信息后会不知所措"，美国纽约孟特菲尔医疗中心的产科医生西沃恩·多兰（Siobhan Dolan）说。也许在未来几年，我们要面对的选择将会太多，而不是太少。

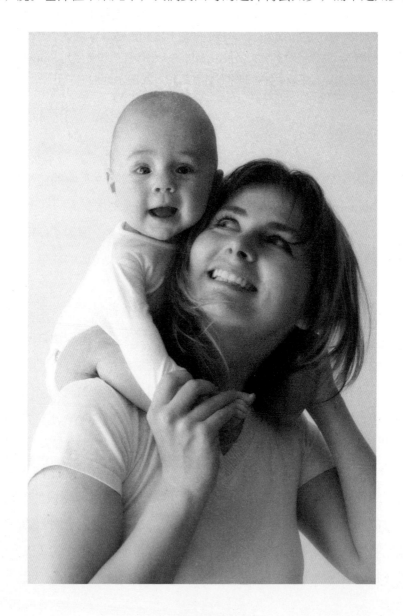

无痛分娩
存在潜在风险

撰文 | 梅琳达·温纳·莫耶（Melinda Wenner Moyer）
翻译 | 高瑞雪

通过麻醉进行无痛分娩使产妇更容易在分娩期间发烧，还可能对婴儿产生危害。

如何应对分娩的痛苦是准妈妈们需要做出的诸多选择之一。超过60%的美国妇女在分娩时选择硬膜外麻醉镇痛，即将局部麻醉药混合制剂注射进环绕脊髓的硬膜外腔。虽然大多数医生认为这是安全的，但是一项研究表明，硬膜外麻醉可能会增加母亲在分娩过程中发烧的风险，这在极少数情况下可能会危害到婴儿。

硬膜外麻醉长期以来一直存在争议。一些研究表明，使用硬膜外麻醉的产妇更可能需要紧急剖宫产手术，但2011年的一篇报道称，与其他形式的分娩镇痛相比，硬膜外麻醉并不会增加剖宫产风险。然而，该研究还发现，硬膜外麻醉会增加使用产钳或真空吸引器助产的概率。

硬膜外麻醉

又称硬膜外间隙阻滞麻醉，是局部麻醉的一种，即将局部麻醉药物注射在硬膜外隙，阻隔附近脊神经传送讯息，从而暂时使其支配区域失去感觉。人体的硬膜外隙是硬脊膜与椎管骨膜之间的间隙，含有疏松结缔组织、静脉丛、淋巴管，并有脊神经根通过。硬脊膜内为蛛网膜，蛛网膜包着脑脊液，脑脊液围绕着脊髓。理论上讲，硬膜外麻醉可用于除头部以外的任何手术，但出于安全考虑，主要用于腹部及腹部以下的手术，包括泌尿、妇产及下肢手术。

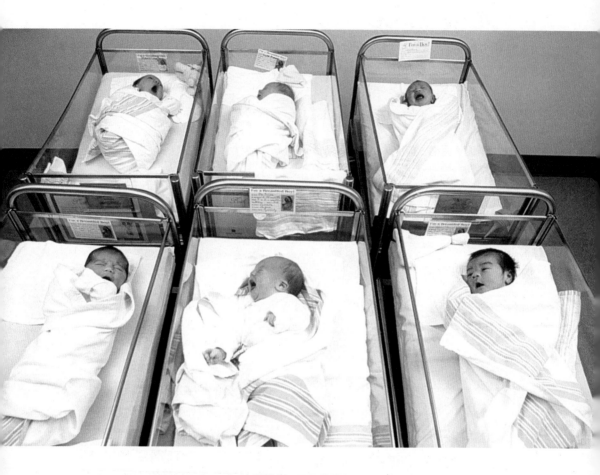

现在，准妈妈们做决定有了新的研究成果可以参考。2012年2月，某儿科学杂志发表了一项研究，研究人员在美国波士顿布里格姆妇女医院（哈佛大学医学院附属医院，美国新英格兰地区最大的产科中心）跟踪研究了3,209名具有较低孕期风险且生育第一胎的产妇。在接受硬膜外麻醉的产妇中，有近五分之一的产妇在分娩过程中出现了至少38℃的发烧现象，而在那些接受其他镇痛方法，或没有用镇痛方法缓解疼痛的产妇中，只有2.4%出现这样的发烧。母亲发烧温度越高，新生儿整体健康水平评分较低的可能性就越高，肌张力低下和呼吸困难的指数也越高。在接受硬膜外麻醉的产妇中，有8.6%发烧超过了38.33℃，这些母亲生出的婴儿出现新生儿惊厥的可能性是不发烧母亲的6倍多，尽管新生儿惊厥的出现概率仅有1.3%。没有人知道为什么硬膜外麻醉分娩镇痛与出现发烧现象有关，但是，哈佛大学医学院的生物学家和产科医生、资深撰稿人埃利斯·利伯曼（Ellice Lieberman）认为，这些麻醉药剂可能引起了炎症反应。

接下来的主要问题就是，发烧现象是否会对健康产生持续影响。利伯曼说，"我们真的不知道"，但是大多数影响"似乎是短暂的"。不过，因为硬膜外麻醉实施6小时后才会出现发烧，产妇可以考虑在分娩临近时再要求镇痛，以求尽量降低风险。

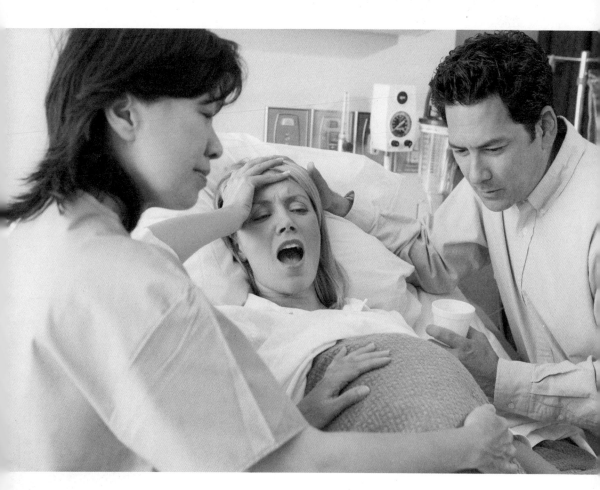

早产儿更易患
严重精神疾病？

撰文 | 詹姆斯·加拉格尔（James Gallagher）
翻译 | 冷颖琳

研究显示，早产儿比足月儿患上精神疾病的概率更高。

足月妊娠持续约40周，而每13个新生儿中就有1个是在妊娠不满37周出生的早产儿。刊载在《普通精神病学档案》上的一项研究显示，在早产儿中，双相障碍（以躁狂和抑郁交替发作为临床特征的心理障碍）、抑郁症、精神分裂症等精神疾病的发病率更高。

在这项研究中，英国伦敦大学国王学院和瑞典卡罗林斯卡研究所的研究人员分析了1973年至1985年间在瑞典出生的130万人的数据，发现有10,523人因精神障碍住过院，其中580人曾是早产儿。研究显示，足月儿因精神障碍住院的概率是千分之二，而在36周前出生的早产儿中，这一概率是千分之四，在32周前出生的早产儿中则是千分之六。孕周极小的早产儿患双相障碍的风险比足月儿增加了7倍，患抑郁症的风险则增加了3倍。

伦敦大学国王学院的基娅拉·诺萨蒂（Chiara

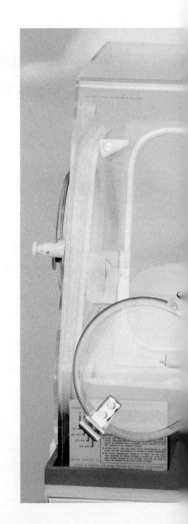

Nosarti）博士参与了这项研究。她说，早产儿更易遭受各种精神问题的困扰，也许父母们应该意识到这一点，及时发现一些早期征象，以免将来发展成为严重的问题。

不过，婴儿护理慈善机构布利斯的负责人安迪·科尔（Andy Cole）提醒说，有些研究对象是"40年前出生的，在这40年里，对新生儿的医疗和护理工作已经取得了很大进展，人们已能够大大减少新生儿神经系统所受的损害"。这些进展包括冷却大脑以降低损害，以及使用先进的通气技术来保证大脑获得足够的氧气供给。

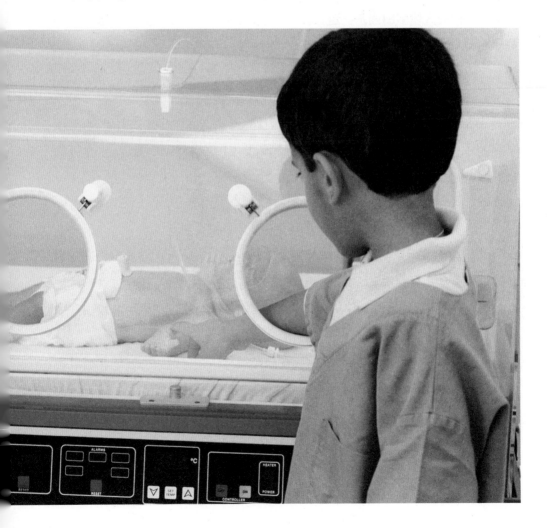

喝牛奶易患糖尿病？

撰文 | 克伦·布兰克费尔德·舒尔茨（Keren Blankfeld Schultz）
翻译 | 刘旸

为了降解牛奶中的一种蛋白质，新生儿尚未成熟的免疫系统可能会将另一种与之类似的人体蛋白误杀。这一失误会过量生成影响胰岛细胞合成胰岛素的T细胞，从而引发糖尿病。

一些研究显示，含有牛奶蛋白的婴儿食品可能会增加婴儿日后患上1型糖尿病的风险。美国缅因州波特兰市Anatek-EP蛋白质研究实验室的马西娅·F.戈德法布（Marcia F. Goldfarb）主持的一项研究，为这种说法提供了一种解释。

戈德法布注意到，为了降解牛奶中的一种蛋白质，新生儿尚未成熟的免疫系统可能会将另一种与之类似的人体蛋白glycodelin误杀。她在2008年4月15日的美国化学学会《蛋白质组研究杂志》中撰文称，这一失误可能促使T细胞过量生成。T细胞的正常功能是保护人体免受感染，但过多的T细胞可能攻击合成胰岛素的胰岛细胞，从而引发糖尿病。

一项名为TIGR的大型国际随机实验已经展开，它可能会为牛奶和糖尿病风险的相关性给出一个明确的说法。

1型糖尿病

又称胰岛素依赖型糖尿病，其发病机理是，患者自身的免疫系统攻击胰腺中的胰岛β细胞，并最终破坏它们制造胰岛素的能力。因此，患者不能产生胰岛素，需要终生使用外来胰岛素治疗，目前医学上还没有治愈此病的方法。

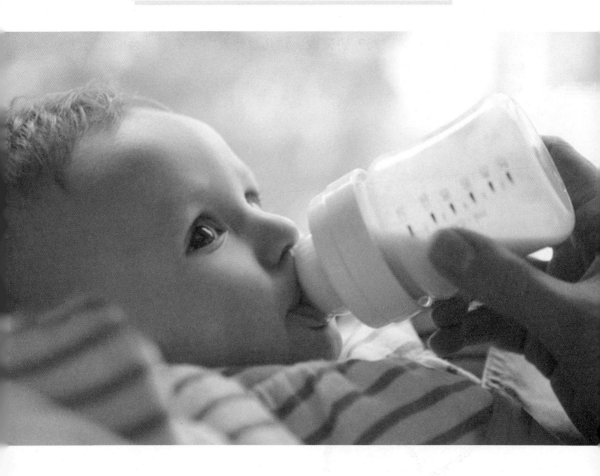

睡得越多
体重越轻

撰文 | 《肥胖》杂志（Obesity）
翻译 | 王栋

睡眠和体重有关联吗？研究发现，儿童如果睡眠不足，会增加肥胖的概率。

过去多项研究表明，睡眠不足会增加肥胖的概率。为了研究儿童肥胖症，美国约翰·霍普金斯大学的研究人员对11项研究的结果进行了统计分析，这些研究都记录了儿童的睡眠时间和他们的体重。科学家们证实，睡眠不足会造成体内激素水平紊乱，也许会导致体重过度增加。

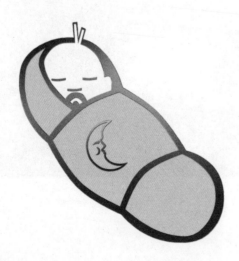

建议儿童最少睡眠时间：

5岁以下： 11小时

5～10岁： 10小时

10岁以上： 9小时

睡眠少于建议的最少时间时，儿童超重概率将增长：

1小时： 43%

1～2小时： 60%

超过2小时：92%

数据来源：《肥胖》杂志，2008年2月号

学走路前
不用爬

撰文 | 凯特·翁（Kate Wong）
翻译 | 张连营

爬行是学走路之前的必经阶段吗？答案是否定的。巴布亚新几内亚以狩猎和采集为生的澳洲土著的婴儿就没有经历过爬行阶段。

婴儿在学会走路之前必须先学会爬行，这是许多父母与儿科医师的共识。爬行还被普遍认为是手眼协调性、社会成熟度等神经肌肉及神经系统其他方面

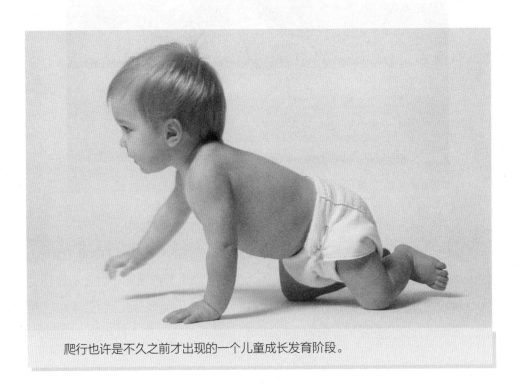

爬行也许是不久之前才出现的一个儿童成长发育阶段。

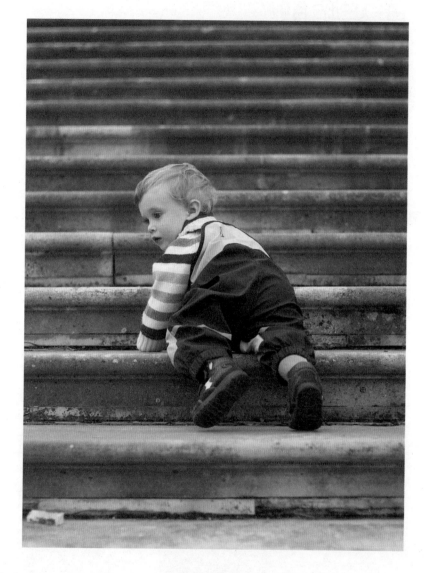

正常发育的必备条件。不过，一项研究或许会推翻这一传统观念。

　　按照美国科罗拉多大学博尔德分校人类学家戴维·特雷瑟（David Tracer）的说法，巴布亚新几内亚以狩猎和采集为生的澳洲土著的婴儿，就没有经历过爬行阶段。父母和其他看护者会整天背着婴儿，直到他们自己学会走路。然而，澳洲土著婴儿的发育并未因为跳过爬行阶段而产生任何不良影响。2009年4

月，特雷瑟在芝加哥给美国体质人类学家协会做演讲时指出：事实上，跳过爬行阶段也许完全正常，甚至可能具有更好的适应性。

通过对113对澳洲土著母子的观察，特雷瑟发现，这些婴儿从出生到1岁，大约有86%的时间都被母亲用背带背着。只有在极少数情况下，母亲才会把婴儿放到地上，但她们也是让婴儿保持坐着的姿势，而不是让他们肚皮贴着地面趴着。由于长时间保持直立的姿势，澳洲土著婴儿根本没有机会学习如何爬行，不过，他们确实经历过坐直身子挪着屁股滑行的阶段。特雷瑟说，澳洲土著相信，这种"滑行阶段"而非爬行阶段，才是所有人在学会走路之前的必经阶段。

在婴儿学会走路之前一直背着他们，并不是澳洲土著特有的习惯。特雷瑟指出，在其他传统社会中，包括巴拉圭、马里和印度尼西亚等地，婴儿都是这样成长起来的。他还观察到，就算是与我们人类血缘关系最近的黑猩猩和大猩猩，也不经常把它们的幼崽放到地上。因此，或许早期原始人类祖先也是背着幼婴到处走，而非放任他们在地上四处爬的。

一项对孟加拉国儿童的研究报告表明，爬行明显增加了儿童感染痢疾的风险。特雷瑟引用了这项研究，并且提出，这是由于背着婴儿减少了他们与地面上的病原体接触的机会。这样做同时还能保护他们不受掠食动物的侵害。因此，他认为爬行其实是一项非常"新"的发明——直到大约一两个世纪前，人类开始住进铺有地板、远比泥土地更加干净和卫生的房子之后，才出现了爬行。

美国新墨西哥州立大学的人类学家文达·特雷瓦森（Wenda Trevathan）也同意这一观点，认为过去人们也许很少把婴儿放在地面上，她还补充说，地面上余热未散的灰烬是对婴儿构成潜在威胁的另一个因素。她评论说，特雷瑟的工作"凸显出我们过去对儿童正常发育的看法有多狭隘，同时也引发人们对一种趋势的质疑与反思，这种趋势是我们越来越多地根据西方儿童的情况来判断人类所有儿童的情况"。

越运动
越聪明

撰文 ｜ 史蒂夫·阿扬（Steve Ayan）
翻译 ｜ 朱机

研究表明：体育活动可以刺激脑部海马区，海马区是脑部与记忆有关的一个脑区。家长应鼓励孩子多锻炼，因为体育锻炼既可以健体也可以健脑。

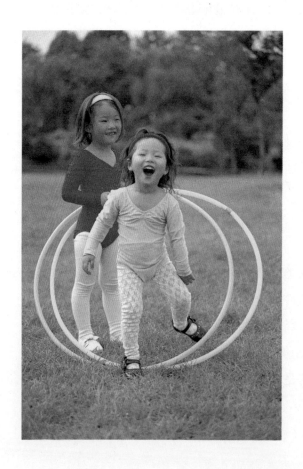

大人们对待小学生体育锻炼的态度，似乎还停留在"四肢发达，头脑简单"的老调上。在大人看来，足球明星与数学竞赛冠军，貌似是两个截然不同的极端：一个偏重体力，一个偏重智力。家长和教育工作者虽然认为体育锻炼有助于缓解肥胖、增强体质，但他们总是担心锻炼会影响学习成绩。从幼儿园起，教师就鼓励孩子们安安静静坐好、不要跑来跑去，很多学校的体育课也让位于读、写、算的学习。

但越来越多的证据表明，上述观点是错误的。学生的认知与健康水平，与有氧代谢能力（即心、肺和血管应对剧烈运动的能力）及体重指数（BMI，与体重和身高相关的一个指数）有关。并且爱运动的孩子学业更优异，因为锻炼可以促进脑细胞之间建立新连接。

2010年5月，美国加利福尼亚大学洛杉矶分校的生理学家克里斯蒂安·罗伯茨（Christian Roberts）与同事发表了一篇有氧练习有助于提高学习成绩的研究报告。研究人员测试了美国加利福尼亚州五、七、九年级共计1,989名在校生跑（走）1.6公里的速度，并测量了他们的BMI值。然后将这些数据与他们在标准化考试中的得分进行相关性比较，结果发现跑（走）速度低于加州达标线，或是BMI值超过国家参考标准的学生，在数学、阅读和语言测验中得分较低；而体能水平较高的学生测验分数较高，并且这些孩子的家长教育背景相近。有家长提出质疑：虽然体能与学习成绩有很强的相关性，但这并不意味着锻炼能提高认知水平，那些鼓励孩子多锻炼的家长也会更多地督促孩子学习，这跟爱运动无关。

为了证明锻炼有助于认知的发展，研究人员开展了干预研究，即在青少年的日常活动中增加体育运动，并评定学习、记忆和注意力受到的影响。

2008年，美国佐治亚大学的运动学家菲利普·D. 托姆波罗斯基（Phillip D. Tomporowski）与同事考查了12组学生连续参加锻炼（20天到6个月不等）的情况。他们的结论是，孩子们多走动可以提高智力、创造力和计划性，同时还能提升数学和阅读的能力。

除了经常锻炼外，短期的动作练习也能增强孩子的注意力。所以说，不光体能耐力训练能改善学习表现，只要让孩子在校时多动动就能提高他们的学习能力。科学家们尚不清楚锻炼为什么会对脑部有好处，但动物实验表明，体育活动也许能刺激记忆和执行功能相关脑区的神经元生长。

20世纪70年代开始的一些研究显示，把大鼠放在装满玩具和可攀爬物体的大笼子里，它们的大脑皮层会发育得更厚，而大脑皮层是掌管高级认知的区域。这些大鼠，在完成记忆任务时，也比生长在什么也没有的小笼子里的老鼠表现得更优异。增加运动和刺激大脑活动都使实验鼠获益，但究竟是哪个因素

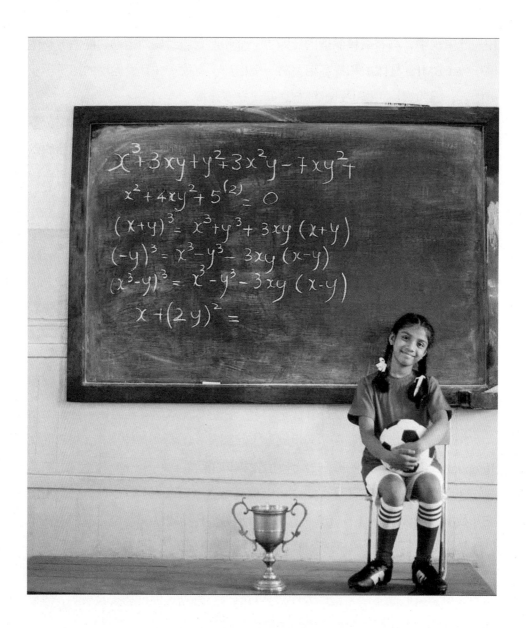

或者是否两个因素都能影响认知就不清楚了。

科学家们发现了一些有可能促进智力的大脑化学物质。亨丽埃特·范普拉格（Henriette van Praag）是美国巴尔的摩市的国家老龄化研究所的神经科学家，她和其他研究人员发现，大鼠锻炼后，脑中有助于构建学习记忆的关键蛋白含量会增加。

特别值得一提的是，体育活动可以刺激脑部海马区的齿状回部分，而海马区是脑部与记忆有关的一个脑区。2008年，中国上海体育学院神经生物学家娄淑杰及其同事发表了一项研究报告。他们训练5周大的幼鼠在转轮里跑动（健康大鼠一天能轻松跑上好几千米）。训练一周后，跑步鼠齿状回的脑细胞中，血管内皮生长因子、脑源性神经营养因子和其他促进神经生长的分子会比没有跑步的大鼠多一些。但是，跑步过量也会产生副作用：每天在转轮里跑几个小时的大鼠，一周后，海马内神经生长因子的浓度又会有所下降。

有证据表明，人类在有氧健身后神经生长因子也会增多，并且剧烈运动也会过犹不及。

显然，不是每个孩子都能成为体育明星，更多的孩子要靠学业取得好成绩。但家长应当鼓励孩子们多锻炼。教育者也应当认识到，体育锻炼既是为了健体也是为了健脑，应当在安排课程时重视体育课和课间活动。绝大多数孩子都有好动的天性，大人们要做的就是不要挡道。

亲情激素

撰文 | 杰米·塔兰（Jamie Talan）
翻译 | 虞骏

> 科学家们发现了一种称为"催产素"的激素，当坐在自己母亲的腿上玩耍时，孩子的催产素水平会上升，但在与陌生女人玩耍时则不会上升。

科学家们已经确定，一种称为"催产素"的激素是爱与情感的触发器。他们发现，与那些由亲生父母抚养的孩子相比，最初两年在孤儿院中度过的婴儿，无法产生与前者相同水平的催产素。

在诱发拥抱与情感的实验中，美国威斯康星大学麦迪逊分校的塞思·D. 波拉克（Seth D. Pollak）及其同事找来了18名领养自俄罗斯和罗马尼亚等地的幼儿，以及18名有亲生父母陪伴的幼儿。被领养的幼儿都坐在养母腿上参加一个互动游戏，完成一些诸如"挠同伴的肚子"和"拥抱同伴"之类的指令。而有亲生父母的孩子则坐在自己母亲的腿上以及一位友善的陌生女性的腿

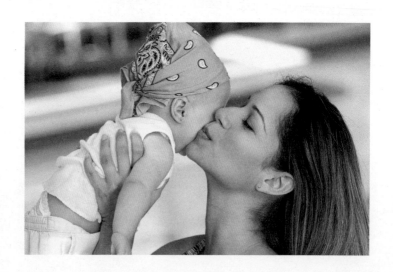

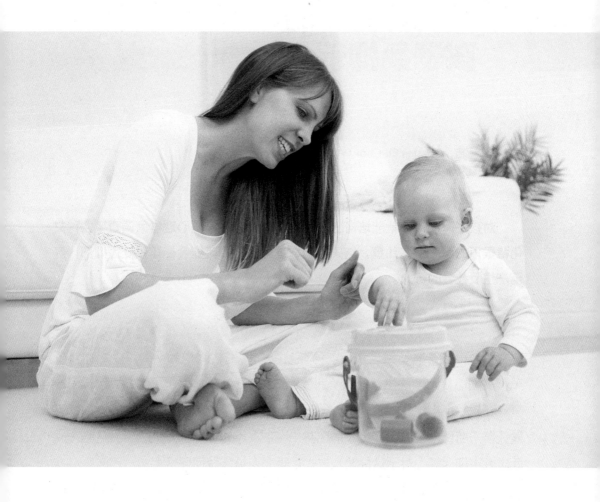

上，做同样的游戏。对于有亲生母亲陪伴的孩子，他们与母亲玩耍之后，催产素水平有所上升，但与陌生女性玩耍时则不会上升。与此相对，被领养的孩子在这两种情况下，催产素水平都没有上升。

波拉克做这个实验，不是想让那些愿意领养孩子的父母感到恐慌，他只是想把这一发现告知幼儿早期教育界，以帮助被领养的儿童早日与养父母产生亲情。"这些孩子在一些非常可怕的环境中开始自己的生活，突然有一天，他们的世界改变了，"波拉克说，"也许这些孩子的调适系统还没有发挥作用。"美国芝加哥伊利诺伊大学的精神病学教授休·卡特（Sue Carte）说，有些方法可以改善亲情关系，激素"并非宿命"。

"虎妈妈"的孩子易抑郁

撰文 | 蔡宙（Charles Q. Choi）
翻译 | 红猪

对孩子严加管束就能培育出优秀的下一代吗？美国心理学家调查了各种文化背景下的两千余名儿童，结果表明：过激的管教可能会使孩子变得抑郁，甚至产生反社会的行为。

在教育孩子时，父母都会竭力在鼓励和约束之间找到平衡点。2010年冬天，美国耶鲁大学法学教授蔡美儿（Amy Chua）在其著作《虎妈战歌》中断言：要想教育出优秀的下一代，父母一定要对孩子的生活严加管束，比如：不能让孩子随便出去游玩，也不能让孩子在朋友家过夜，孩子成绩没有达到优秀就应大声训斥等。对于这种教育方式，研究人员该做何评价呢？

美国田纳西大学诺克斯维尔分校的心理学家布赖恩·K. 巴伯（Brian K. Barber）表示："在任何一种文化中，都没有证据表明对孩子严加管束是合适的，中国也不例外。"为了更好地了解世界各地在心理控制上的差异，巴伯和同事采访了来自哥斯达黎加、泰国等五种文化背景下的120名青少年，后来又调查了另外2,100名青少年。结果表明，蔡美儿书中描述的某些行为，诸如辱骂孩子（她曾经骂女儿"废物"）、不顾孩子的感受、侵犯孩子的隐私等，可能会使孩子变得抑郁，甚至产生反社会行为——这个结果也和过去的研究相吻合。巴伯把这项研究的论文投给了《青春期杂志》。

巴伯认为，"独裁式家庭"与"权威式家庭"有着明显区别，前一种家庭完全是父母的一言堂，而在后一种家庭中，父母虽然严格，但不失温情，而且鼓励孩子独立自主。美国天普大学的劳伦斯·斯坦伯格（Lawrence Steinberg）曾研究过两万名美国中学生，他发现在权威式家庭中成长的孩子，心理大多比较健康，而独裁式家庭出身的孩子，则比同龄人更为焦虑和抑郁。还有一点值得注意的是，在两种家庭中长大的孩子学习成绩都比较好，这说明"老虎式妈妈"根本不是确保孩子优秀的必要条件。

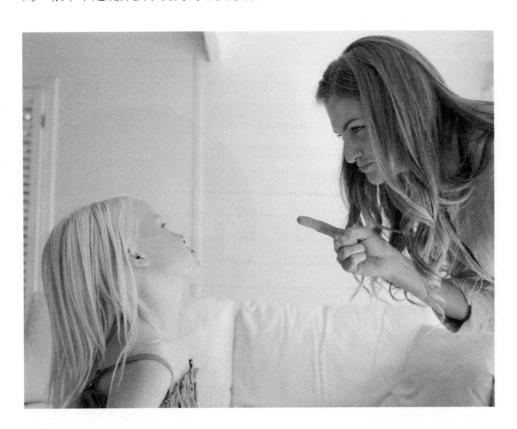

高压教育
不利于孩子成长

撰文 | 黛西·尤哈斯（Daisy Yuhas）
翻译 | 侯政坤

如何管教孩子？研究表明，高压或专横的教育方式，不利于孩子社交技能的发展。

孩子需要管教，无数乱糟糟的床铺和未完成的家庭作业就是最好的证明。不过，美国弗吉尼亚大学的心理学家，在研究了孩子从青春期到成年之间的过渡期后发现，家长的管教方式对于孩子的社交技能有着非常大的影响。

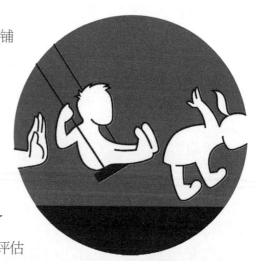

最初，有184名13岁的孩子填写了多张调查问卷。其中有一张问卷旨在评估父母采用心理控制策略的频率。诱使孩子们觉得愧疚，或者嚷道"你要再这样，爸爸妈妈就不喜欢你了"都属于心理控制的范畴。研究人员通过让这些孩子给父母打分，来调查父母表现出某些情形的频率和程度，比如："你要是真在乎我，你就不该做让我担心的事情"；孩子与家长看法不一致，就对孩子态度不好。

在这些孩子长到18岁和21岁时，研究人员做了跟进调查。他们邀请这些刚步入成年阶段的采访对象带上一名好友参与调查，后来又邀请他们带上自己的男女朋友（如果有的话）。研究人员故意设计了一些会引起争论的问题来让这些朋友或情侣搭档回答。"我们想看看，他们能否以一种健康的方式解决意见不合问题，"该研究的负责人芭芭拉·乌德柯克（Barbara Oudekerk）说。她当时在美国司法部统计局任职。

在2014年10月的《儿童发展》杂志中，乌德柯克及其同事报道称，那些有着高度控制欲父母的13岁儿童，到了18岁时会不善于友好地处理意见分歧。相较于父母控制欲不强的儿童，前者在表达自己的观点时没那么自信，也不能以合乎逻辑的方式阐述出来。而当他们最终鼓起勇气说出自己的观点时，表达方式又不那么温和，阐述的内容也不尽如人意。

研究人员怀疑，这些控制欲较强的父母，削弱了孩子在与他人构筑关系时据理力争的能力。尽管父母在管教孩子时需要设置条条框框，但过于专横的管教方式意味着，父母与孩子不管有什么意见不合都会破坏亲子关系本身。各种研究结果都显示，那些跟孩子讲明为什么要立规矩，并将争论变成讨论的父母，他们的孩子在未来的各种纠纷中会有更好的表现。

高压或专横的教育方式所带来的后果，会随着时间推移而愈演愈烈。这项研究还发现，若是孩子在18岁时存在社交障碍，那么到21岁时沟通能力会更差。以色列巴伊兰大学的心理学家什穆埃尔·舒尔曼（Shmuel Shulman）虽然没有参与这项研究，但他认为这些结论有力地揭示了一个人早年的关系模式是如何影响后期的社交能力的。

过度夸赞
令孩子自恋

撰文 | 安德烈亚·阿尔法诺（Andrea Alfano）
翻译 | 侯政坤

都说好孩子是夸出来的，可是研究表明，对孩子进行不切实际的肯定和夸赞，可能使他们长大后变得自恋而不是自信。

有时候，小孩们表现得以自我为中心、耍耍小性子是很可爱的。但是，父母的教育方式可能会决定你的孩子究竟会变成自信的儿童还是十足的自恋狂。荷兰阿姆斯特丹大学和乌得勒支大学的研究人员首次对"有些孩子为什么会产生优越感"这个问题进行了一项长期研究，并得出了标题中的结论。

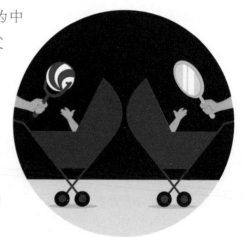

自恋是如何形成的？曾有两个著名的学派进行了研究，最后得出的观点却几乎完全相反。第一个学派认为，极度的自恋是由于父母给予的爱太少；而另一个学派则认为是父母的过度夸赞让孩子沾沾自喜、洋洋得意。原因到底为何？研究人员为此展开了一项历时18个月的研究，对565名7至11岁的孩子进行了问卷调查。他们让孩子们填写了调查表，旨在评估孩子们的自尊心、自恋程度和父母关爱程度，了解孩子们对诸如"像我这样的孩子就应该受到优待"此类的陈述是否认同，以及在多大程度上认同。

同时，孩子们的家长也填写了一些问卷，就他们抚养孩子的方式做出回答。

在2015年3月的《美国国家科学院院刊》上，这些来自荷兰的研究人员报道称，受到家长过多表扬的孩子更容易展露出自恋而不是自信的特质。他们还发现，缺乏父母温暖这一点和自恋根本不沾边。

美国密歇根大学的心理学家卢克·海德（Luke Hyde，未参与这项研究）说，上述相关性表明，家长应在孩子有良好表现时才对孩子表示赞美，切不可胡乱表扬。论文的第一作者埃迪·布鲁梅尔曼（Eddie Brummelman）指出，2008年，一项对85个研究进行的"综合"分析显示，在西方世界，自恋的青少年人数不断上升，这在某种程度上可能与西方文化注重对孩子的表扬有关。布鲁梅尔曼补充说，他们的本意可能是好的，想提高孩子的自尊心，可是结果却可能事与愿违。

这些研究结果支持了上述第二个学派"自恋源于过度赞美"的观点。不过，也有其他专家指出，对自恋本身的定义就存在着诸多争议。布鲁梅尔曼及同事在研究中纳入考量的是自恋型人格特质（如渴望受到赞美），而不是自恋型人格障碍（表现为日常生活障碍），这是因为人们不鼓励临床医生对孩子进行此类障碍的诊断。所以，没有人知道一个人究竟是在什么年纪变成彻头彻尾的自恋狂的。

毒瘾
会遗传给后代

记者 | 陈耕石

珍爱生命，远离毒品，不只为了自己的健康，更为了下一代的健康，因为研究表明，大鼠的毒瘾可以通过表观遗传的方式传递给后代。

滥用毒品会对人体造成损害，这已经是人们的共识，也是人们应该拒绝毒品的原因。而中国上海复旦大学几位科学家的研究，给了我们更重要的拒绝毒品的理由。

复旦大学脑科学研究院马兰教授课题组的乐秋旻、颜彪等人，在2017年5月30日《自然·通讯》上发表的一项研究成果表明，大鼠服用可卡因成瘾后，其子代和孙代也比普通大鼠更容易染上毒瘾。

可卡因是一种从古柯树叶中提取的麻醉品，最早用于麻醉以及用作食品添加剂。但科学家后来发现，长期使用可卡因会对神经系统、肠胃、泌尿生殖系统等造成严重损害，而且可卡因还被证明是一种难以戒断的成瘾性中枢神经兴奋剂，因此在世界范围内，这种化学物质都属于被严格管制的毒品。

通常，可卡因能刺激神经中枢，提高多巴胺通路的活跃度，给人带来愉悦感或满足感，使人成瘾。此外，表观遗传学领域近年来的研究还发现，可卡因不仅能给人体带来短暂的神经刺激效应，还可以通过改变基因组的甲基化（DNA分子特定位置被引入甲基修饰）等方式，影响细胞的基因表达。

马兰团队的研究则进一步指出，这种影响是可以遗传给后代的。在研究中，他们首先在大鼠身上植入可用于注射药品的导管，而与导管相连接的给药

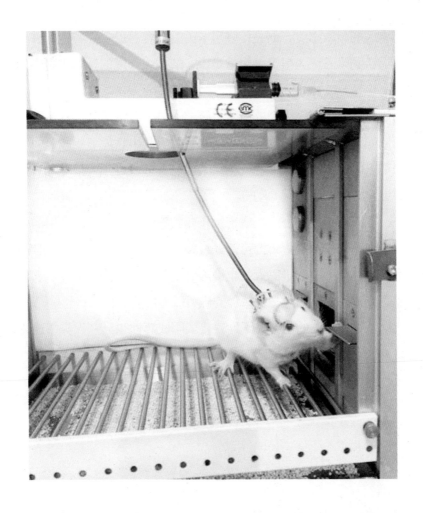

自动控制器则由鼠笼内的踏板通过计算机控制。实验开始时，大鼠触动踏板即可获得药物注射，而当大鼠形成条件反射后，则设置为多次触动踏板才能获取一次注射，从而提高大鼠获得药物的难度。

结果研究人员发现，当注入的药物为可卡因时，有成瘾倾向的大鼠为了获取可卡因注射会在短时间内更加努力频繁地触动踏板。根据触动踏板的频率，科学家将实验中的大鼠分为了成瘾组和非成瘾组。

对成瘾组和非成瘾组的雄性大鼠后代进行同样的给药实验发现，成瘾组的后代明显具有更强的成瘾倾向。研究人员还发现，子代大鼠通过遗传获得的并不是对可卡因的高敏感度，而是接触可卡因后更容易成瘾的特性。并且，这种差异可以遗传到第三代大鼠上，也就是说，成瘾组大鼠的孙辈仍会受到成瘾效应的影响。

为了排除学习和记忆能力的差异，研究人员还设置了其他的对照实验，比如，让大鼠通过踏板获取食物等。在这些对照实验中，成瘾组和非成瘾组大鼠并没有表现出显著差异，这证明成瘾组大鼠及其后代更频繁地触动给药踏板是因为具有更强的获取可卡因的动机。

另外，基因测序结果表明，成瘾组和非成瘾组大鼠精子基因组的甲基化修饰有明显不同。这些甲基化修饰可以通过频繁接触可卡因获得。而且，在两组雄性大鼠子代的精子中，研究人员也检测到了从父代保持下来的甲基化修饰差异。这说明，毒品导致的甲基化修饰的确可以遗传给后代。

虽然这项研究得出的结论并不能直接表明成瘾性也会在人类中遗传，但为了自己及下一代的健康，还是应该珍爱生命，远离毒品。

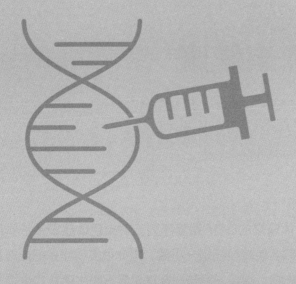

话题六

后基因组时代的
人类未来

　　"基因"在常人眼里是难以捉摸的，仿若披着神秘的面纱；但在科学家眼里，它是可以破译的。自从人类基因组图谱绘制完成后，人类就进入了后基因组时代——科学家们在基因组和系统水平上全面分析基因的功能，并试图用这个被誉为"人体第二张解剖图"的图谱来进行个性化医疗。然而，接踵而至的医疗事故也让基因治疗蒙上了恐怖的阴影。基因分析可以预测发病率吗？如何利用基因分析应对超级细菌？基因治疗可靠吗？今天，科学家们重拾基因治疗的信心，继续探索神秘的基因谜题，让我们期待他们的好消息吧！

端粒长短
预示未来健康

撰文 | 西娅·辛格（Thea Singer）
翻译 | 冯志华

端粒是线状染色体末端的DNA重复序列，对染色体起着保护作用。染色体的每一次自我复制都会使端粒缩短一小截，因此很多科学家把端粒长度视为生命体衰老进程的标志物，端粒长度与一些常见疾病和生活方式也有关联。

医生总是叮嘱患者要远离香烟，坚持锻炼。但是，如果有一种血液检测方法能让烟民和成天躺在沙发上看电视的人知道，他们的生活方式实际上会给染色体造成哪些伤害，情况又会如何呢？

两个杰出的研究团队已经创建了公司，专门提供这种血液检测服务，用以测量受检者的端粒长度。端粒是染色体末端的"帽子"，就像鞋带末端的塑料头可以保护鞋带不受磨损一样，端粒对染色体也有类似的保护作用。细胞分裂时，染色体的每一次自我复制，都会使端粒缩短一小截。这让很多科学家将端粒长度视为生物体衰老进程的标志——一个标示细胞寿命的"分子时钟"，一个显示机体整体健康状况的"指示器"。一些研究曾比较过不同志愿者的白细胞中染色体端粒的长度，结果发现端粒的长度确实与生活方式有关。经常锻炼的人的端粒要比不锻炼的人长。而自认为压力最大的人，他们的端粒要比自认为压力最小的人短。心血管疾病、肥胖症、阿尔茨海默病等疾病，也与端粒缩短有关。

"弄清楚端粒的长度与实际年龄是否相符，甚至可以在疾病发生之前让我们知道当前的健康状况和生理'年龄'。"西班牙国家癌症研究中心端粒与端

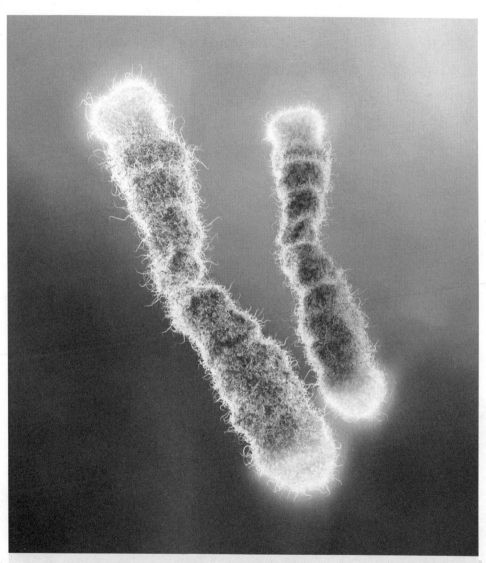

染色体的两端都有端粒保护。

粒酶研究组的负责人玛丽亚·A. 布拉斯科（María A. Blasco）说。她在2010年
9月和其他合作者共同创立了生命长度公司。端粒研究先驱者卡尔文·B. 哈利
（Calvin B. Harley）则在2010年春天与2009年诺贝尔生理学或医学奖得主伊丽
莎白·H. 布莱克本（Elizabeth H. Blackburn）共同创立了端粒健康公司。哈利
认为，端粒长度"可能是衡量整体遗传状况、以往生活方式以及环境影响的最
佳单一性指标"。早在2011年春季，这两家公司就可为研究端粒在衰老、疾病
中扮演何种角色的研究中心和公司提供端粒检测服务。在不久的将来，普通大
众也许就能通过医生或实验室接受端粒检测，甚至可以直接接受这些公司提供

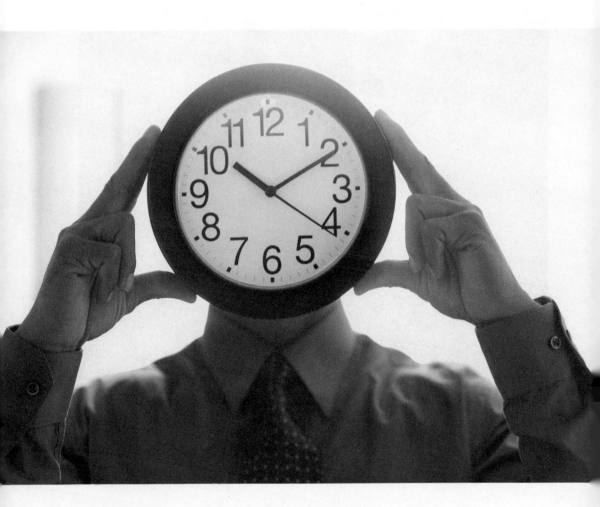

的检测服务。

　　尽管在研究机构中，端粒检测研究正如火如荼，但一些科学家怀疑，当前的端粒检测对于个人是否真的有用。英国莱斯特大学心血管研究项目的负责人尼勒斯·J. 萨马尼（Nilesh J. Samani）指出："我们现在还没有确定，什么样的端粒算正常，多长或多短又算不正常。"但端粒的长度并不是诊断或预测病情的依据，哈利说，这些数据只能帮助人们从饮食、运动、压力等各方面对个人生活方式做出调整。

细胞核的建筑学

撰文 | 梅琳达·温纳·莫耶（Melinda Wenner Moyer）

翻译 | 冯志华

细胞核是被精细组装在一起的：为了适应细胞核内的狭小空间，人类基因组中32亿个碱基对序列被压缩了40万倍。基因在这里相互作用，并在一定机制下被翻译为蛋白质。如果核结构一塌糊涂的话，疾病缠身是免不了的。

曾经数年来，细胞核就像是生物学中的黑匣子，科学家对它的结构及运行方式知之甚少。不过在新型可视化技术的帮助下，生物学家开始了实时探索细胞核结构的征程。他们发现，随着人们的年龄、健康状况或需求发生改变，细胞核的结构亦随之而变。事实上，染色体、核糖核酸（RNA）、蛋白质复合体和其他一些小体等核内组分的结构，在生物学上的重要性丝毫不亚于这些组分本身。

细胞核是被精细组装在一起的，这一点儿也不令人吃惊。人类基因组中30亿个碱基对序列被压缩了40万倍，以适应细胞核内的狭小空间。然而基因还必须在这里相互作用，并在一定机制下被翻译为蛋白质。细胞核的结构在历史上很难研究，因为科学家不得不借助电子显微镜或抗体染色剂，这些方法得

绿色荧光蛋白

是最初从维多利亚多管水母中提取并分离出的一种具有绿色荧光的蛋白质，分子质量为26千道尔顿，由238个氨基酸构成，第65～67位氨基酸（丝氨酸、酪氨酸、甘氨酸）形成发光团，是主要发光的位置。绿色荧光蛋白基因转化入宿主细胞后很稳定，对多数宿主的生理无影响，是常用的报道基因。

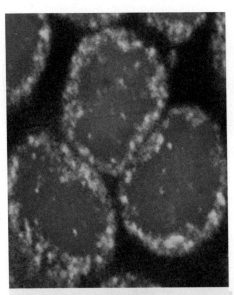

夜间活动的老鼠的细胞核，活性基因（绿色）分布在核的边缘。

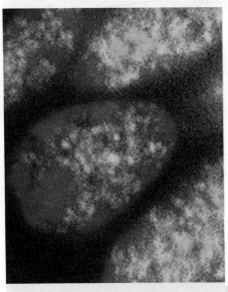

白昼活动的花鼠的细胞核，活性基因分布在核的中央。

到的仅仅是某个时刻的静态图像。然而，在20世纪90年代，生物学家开始利用绿色荧光蛋白在活体细胞内实时观察核内组分，就像是在放电影。"一图胜千言，不过我总喜欢说，一场这样的电影，胜过万千言语。"美国冷泉港实验室的细胞生物学家戴维·L. 斯佩克特（David L. Spector）如是说。

不同活性的基因存在于细胞核的不同部位，这是科学家借助这种方法获得的首批发现之一。染色体上的DNA压缩区域包含一些沉默基因，即本身具有蛋白编码功能，但因为某些原因暂时不能转录的基因，一般位于外围。有活性的基因则待在宽敞的细胞核中央，或许在这里，基因可以更便利地共享转录时所需的资源。但美国国家癌症研究所的细胞生物学家汤姆·米斯特利（Tom Misteli）提出："生物学现象大都并不绝对，人们发现过例外。"有时候活性基因会待在外围，而沉默基因则占据中央。

染色体间的相对位置也定位得非常精细。老鼠的嗅觉细胞中包含1,300个嗅觉受体亚型，但每个细胞中仅有一个被激活。在2006年发表的

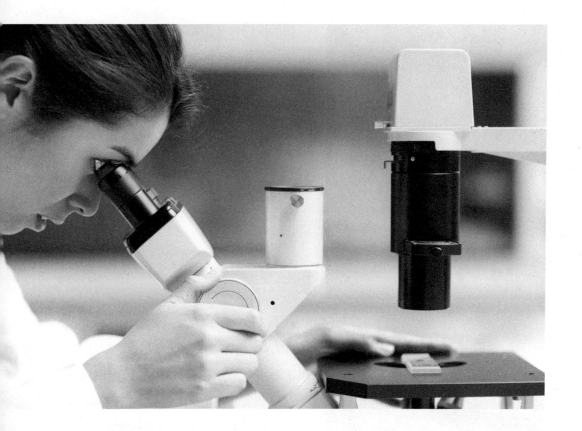

一篇文章中，研究者利用荧光标签证明，一个受体只有在与14号染色体的某一特定部位发生直接接触时才会被激活。米斯特利说道："在三维空间中，两条彼此中意的染色体走到一起'深情一吻'，基因的表达就是这样得到调控的。"在拥有两条X染色体的女性细胞中，这种"深情一吻"似乎还在确定哪条X染色体被关闭方面发挥了作用，因为通常只有一条X染色体保留有活性。

　　核结构的改变会极大地影响细胞功能。2009年4月，德国慕尼黑大学的生物学家托马斯·克雷默（Thomas Cremer）和鲍里斯·约菲（Boris Joffe）注意到，夜间活动的老鼠似乎具有与正常情况下相反的视网膜视杆细胞核结构——被压缩的DNA位于核中央，压缩程度较弱的部分则位于外围。约菲表示，他们无法解释这一现象，最终只能"得出这么一个不可思议的想法——这或许与视觉有关"。这些研究者比较了38个物种的视杆细胞细胞核后发现：傍晚和黎明时活跃的动物，视杆细胞细胞核结构与正常情况相反；白昼期间活跃的动物，视杆细胞核结构则更加正常。约菲认为，与正常情况相反的核结构似乎可以让光的散射降到最低，有助于动物在黑暗环境中看得更清楚，不过个中原因当时尚不明了。

衰老与疾病也与核结构的改变相关。一般而言，细胞变老时，存储于细胞核边缘地带的压缩DNA开始向中央逐渐迁移。2008年，米斯特利及其同事在《细胞生物学杂志》上发表了一份研究报告。他们鉴定出4个癌症相关基因，当乳腺细胞变成癌细胞时，这些基因会改变位置。核结构还会影响患病风险。当染色体彼此太过靠近时，染色体易位现象发生的概率就会增加，而这一现象有可能引发癌症。更奇怪的是，癫痫症发作后，X染色体会更加靠近核中央。

> **染色体易位**
>
> 指两条非同源染色体同时发生断裂，所形成的断裂片段移至另一条染色体断端，并连接形成新染色体。

没有人知道，核结构的这些改变是衰老和疾病的起因还是结果，甚或两种情况都有。但无论如何，用米斯特利的话来说，"如果核结构一塌糊涂的话，疾病缠身是免不了的"。他还预期，或许有一天，审视细胞核的状况可以用来诊断疾病以及与衰老相关的问题。

细胞核最初如何组装而成，这仍旧是一个未解之谜。是分子支架以确定的方式牵引着细胞核的组分，还是基因组的活性通过随机方式影响这些组分的定位情况？这两种理论都有证据支持。斯佩克特指出，RNA或许在其中扮演了重要角色。2008年3月，他和同事一起鉴定出了一种名为paraspeckle（哺乳动物细胞核内的一种RNA－蛋白质复合体）的结构，它有助于将细胞核的各个组分组装起来。无可置疑的是，控制细胞核组装的机制将是多变和复杂的。正如斯佩克特描述的那样："生物学领域的事情，并不像黑与白那样泾渭分明。"

DNA预测发病率
你能接受吗？

撰文 | 克里斯蒂娜·苏亚雷斯（Christine Soares）
翻译 | 贾明月

在花费了近20年时间对人类DNA进行读取、绘图和分析之后，美国国家人类基因组研究所认为，个人遗传信息已经基本上可以为消费者提供健康规划服务了。然而，人们是否认为这些测试结果有用呢？

有机会预知未来，至少了解未来的一种可能性，永远是最诱人的幻想。不过，如果现实中真有这种机会，你愿意尝试一下吗？如果你不喜欢自己看到的未来，又会做多大努力来改变它呢？在花费了近20年时间对人类DNA进行读取、绘图和分析之后，美国国家人类基因组研究所的科学家认为，个人遗传信息已经基本上可以为消费者提供健康规划服务了。该研究所开展了一项大规模调查，以评估消费者是否已准备好接受这些信息。

这项为期一年的初步调查涉及上千名研究对象，调查人员会根据基因变异的筛查结果，为每个人提供一张个人遗传报告卡，反映他患上各类主要疾病的风险。调查人员想知道哪些人会接受这张报告卡，接受的原因是什么，对卡片上的检测结果又会做何反应。调查人员还希望了解医务人员向大众传达遗传风险信息的最佳方式。

劳伦斯·布罗迪（Lawrence Brody）是该研究所基因组技术部的高级研究员。2007年5月初，他在美国华盛顿特区宣布这项调查计划时说："我们最想知道的是……人们是否理解这项测试，因为让公众接受来自遗传信息的建议是很困难的。我们还想知道，人们是否认为测试结果有用，他们对此的态度如何。"

调查人员正在从亨利·福特健康机构（美国底特律地区的一家健康维护组织）的成员中招募研究对象。他们对研究对象进行跟踪调查，考查研究对象在了解自己的基因类型之后，会不会积极开展健身计划，或者改变生活习惯。

调查人员给上万名25～40岁的人发送邀请函，邀请这些人筛查大约15个基因变异，这些变异会揭示一些常见病（包括2型糖尿病、冠状动脉病症、骨质疏松、肺癌、结肠癌和黑色素瘤等）的患病风险。

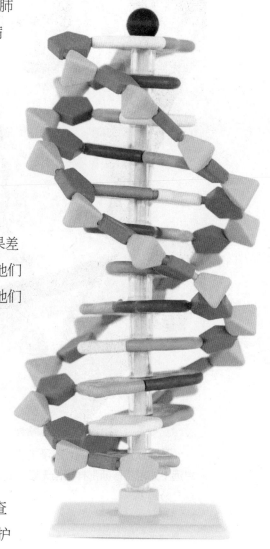

该研究所社会与行为研究部主任、该调查计划的首席调查员科琳·M.麦克布赖德（Colleen M. McBride）指出，截至2007年6月中旬，有70多人签字表示愿意接受检测，约占第一批受邀者人数的20%。她说："这跟我们预想的结果差不多。他们都是健康的年轻人……他们是预防疾病的最佳目标人群，但让他们接受检测却很困难。"她的目标是，一两年后接受检测的人数可以达到1,000。

另一项更大的调查项目的首席调查员凯瑟琳·谢弗（Catherine Schaeffer）说："我认为美国国家人类基因组研究所的调查很有价值。"谢弗主持的调查项目在美国加利福尼亚州的健康维护

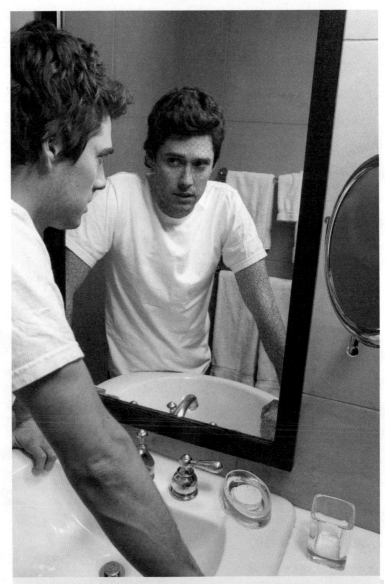

基因变异可以表明，未来某种疾病的发病风险较高，但这些信息远不如常规诊断那样确凿无疑。公众能够理解这种"可能"的发病风险吗？

组织凯泽永久医疗集团的350万名成员中募集参与者。她收集DNA样本和其他健康信息，希望找到与疾病发病风险或防护相关的新的基因变异。理解哪怕最不起眼的遗传因素对复杂疾病产生的影响，都具有极其重要的意义，但如何向潜在的参与者解释这种重要性、解释遗传因素导致疾病发作的具体方式，成了这个调查小组遇到的一大难题。谢弗说，就算是大家最熟悉的致病变异，对复杂疾病发病风险的影响"也相当温和"，很难向公众解释清楚，因此"了解人们对于复杂遗传信息的反应非常重要"。实际上，麦克布赖德本人也对个人基因组已准备好为消费者提供服务持怀疑态度，这也是美国国家人类基因组研究所推动公众调查计划的原因之一。

在此之前，遗传测试大多局限于单基因疾病，如亨廷顿病或囊性纤维化。在这类疾病中，基因变异与相应疾病之间的关系是清楚而确定的。相反，像糖尿病之类的疾病，可能在不同的方面或不同的阶段，涉及成百上千个基因的活性，而且饮食和环境因素可能与遗传因素相互作用。因此，我们也许可以在统计学上弄清楚，一个变异的基因会让某人的糖尿病患病风险增加多少，但这个基因如何发挥具体作用，我们还知之甚少。

布罗迪解释说："过去，我们已经说服了公众，让他们对遗传学的重要性和明确性深信不疑。现在，我们不得不后退一步，让他们理解根据基因检测预测的发病率并非不可更改的宿命。"

这项调查研究涉及的所有疾病都是可以预防的，因此参与者可以自行决定要不要重视他们拿到的检测结果。美国国家人类基因组研究所主管弗朗西斯·柯林斯（Francis Collins）在公布这项调查计划时指出，对未来患病风险的预测目前主要依赖已经出现的征兆，比如高血压或脊髓变性等，此时疾病实际上已经发作。他说，遗传检测"有能力把预测疾病的时间表大大提前，让你有机会抢在疾病发生之前就采取相应的预防措施"。

你的基因组
可能不完整

撰文 | 梅琳达·温纳·莫耶（Melinda Wenner Moyer）
翻译 | 贾明月

遗传学家研究了一种非常罕见的遗传异常——拷贝数变异，在这种情况下，基因完全正常，但某些DNA序列却存在缺失或冗余。拷贝数变异到底如何影响人体？科学家正努力揭开谜底。

从科学家首次公布人类基因组草图到现在已经快20年了，但找到致病基因似乎还遥遥无期。大部分科学家主要研究DNA碱基对（A－T和C－G）上的单点突变，但在数目多达30亿个的碱基对中，这种突变无法反映整个病变过程。遗传学家研究了一种非常罕见的遗传异常——"拷贝数变异"。在这种情况下，基因完全正常，但某些DNA序列却存在缺失或冗余。在一些无法直接用遗传机制来解释的疾病中，比如自闭症、精神分裂症和克罗恩病，这些DNA序列起着非常重要的作用。为了弄清这几种疾病的发病机制，科学家已头痛了多年。

1936年，美国遗传学家卡尔文·布里奇斯（Calvin Bridges）发现了拷贝数变异的现象，当时他观察到，遗传了双倍*Bar*基因的果蝇眼睛很小。20年后，

克罗恩病

又称节段性肠炎，是一种肠道炎症性疾病。发病原因不明，目前认为是一种由遗传与环境因素相互作用引起的终生性疾病，至今仍缺乏十分有效的治疗手段。临床表现为腹痛、腹泻、腹部肿块、肠穿孔、肠瘘形成和肠梗阻等。

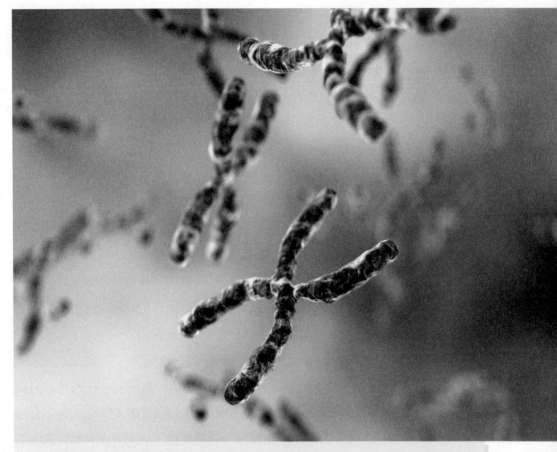

染色体的数字游戏：DNA的缺失和冗余与许多种疾病有关。科学家曾认为这种变异很罕见，但现在事实证明恰恰相反。

一位法国科学家在显微镜下研究人类染色体，确认拷贝数变异是导致唐氏综合征的元凶——该病患者体内有一条多余的21号染色体。在当时，显然拷贝数变异很罕见，但总是直接的致病原因。

2004年，情况发生了改变。两个研究小组公布了首个基因组范围的拷贝数变异图谱，证明拷贝数变异其实很常见：两组人员都发现，每个人大约拥有12个拷贝数变异。加拿大多伦多儿童医院的遗传学家斯蒂芬·谢勒（Stephen Scherer）是其中一篇文章的作者之一。他说："我们以前一直认为，DNA中这些巨大的改变肯定和疾病相关。这两篇文章发表后，一切都被颠覆了。"

2006年，谢勒又和英国威康信托－桑格研究所的群体遗传学家马修·赫勒斯（Matthew Hurles）等同事一道，以更高的分辨率对拷贝数变异进行后续研究。他们分析了270个人的DNA，发现每人平均有47个拷贝数变异。2007年，科学家对遗传学先驱J. 克雷格·文特尔（J. Craig Venter）的基因组进行测序，结果发现了62个拷贝数变异。很明显，"要拥有完美的基因组是不太可能的"，赫勒斯如是说。

拷贝数变异到底如何影响人体？科学家正努力揭开谜底。我们体内的这些变异大都从父母那里遗传得到。一般而言，如果一个基因组有3个基因拷贝而不是正常的2个（分别来自双亲），细胞就会使用3个基因来合成蛋白质，最终的合成量可能超出人体所需。但谢勒认为，基因表达"并不总是如此，也存在例外"。有时，细胞也能合成正确数量的蛋白质；还有些时候，拷贝数变异会影响调节其他基因表达的DNA区域，把问题变得更复杂。

即便如此，科学家还是发现了拷贝数变异与很多复杂疾病的联系。发表于2008年9月《自然》杂志上的一篇文章肯定了早期的一些研究：在人类22号染色体上的某个区域中，如果一个长度为300万对碱基的DNA片段缺失部分序列，将使某些精神疾病（如自闭症和精神分裂症）的发病率升至30%。2008年8月，《自然·遗传学》杂志上发表的一篇文章表明，克罗恩病与*IRGM*基因上游区域2万个碱基对的缺失有关。通常，*IRGM*基因的作用是对抗入侵细菌。

刊载在2009年1月《自然·遗传学》杂志上的另一篇文章报告说，如果一个人的*NEGR1*基因缺失45,000个碱基对，其体重指数一般就会偏高，因为该基因能影响下丘脑的神经生长，而这一脑区调控着饥饿与代谢。美国伊利诺伊大学精神病学家小埃德温·库克（Edwin Cook, Jr）说："我们现在得到了太多数据，其中不少还是新数据，一时很难理清头绪。"

美国麻省理工学院群体遗传学家、2008年8月《自然·遗传学》上那篇论文的作者之一史蒂文·麦卡罗尔（Steven McCarroll）解释说，基因拷贝数变异可以解释复杂疾病为何总能遗传，却又与特定的基因没有必然联系：这类变异可能影响发病概率。他说："*IRGM*基因的缺失也许只能使克罗恩病的患病风险增加40%。"一个人究竟会不会发病，还取决于其他遗传因素和环境因素。

当其他科学家寻找已知拷贝数变异和疾病间的更多联系时，谢勒和赫勒斯正在寻找新的变异。在2006年发布的拷贝数变异图谱中，他们只能鉴别长于20,000对碱基的拷贝数变异，但现在，他们完成了一份修订图谱，已将短至500对碱基的变异也囊括进去。这项分析表明，每个人身上存在大概1,000个拷贝数变异，分布在至少1%的基因组中。

谢勒说："我们的进展堪称神速。但是不久之后，我们还会发现更小、更普遍的与疾病相关的拷贝数变异——2009年会成为关键的一年。"

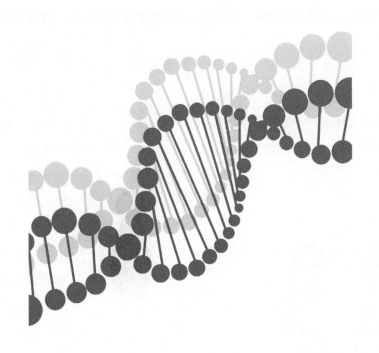

《反基因歧视法》
通过

撰文 | 明克尔（JR Minkel）、莉萨·斯坦（Lisa Stein）
翻译 | 刘旸

．．．

2008年5月，美国总统布什签署了《反基因歧视法》，该法令禁止保险公司或雇主等在提供医疗保险或招聘过程中，区别对待那些基因检测显示易患某种疾病的人。这是全球第一次就基因歧视提出预防性立法，具有开拓性和独特性。

．．．

2008年5月底，美国总统布什签署了《反基因歧视法》，禁止人寿保险公司以某人具有对某种疾病的易感基因为由，取消、拒绝对该人进行保险，或提高保险费用。同时，此项由美国白宫和参议院通过的法令禁止雇主以遗传信息为依据进行雇佣、解聘、升职、加薪，或做出任何与雇佣行为有关的决定。

这些举措终于为十几年的政治角力画上句号：美国

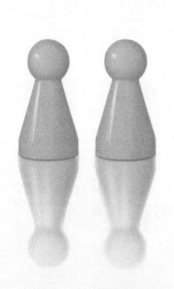
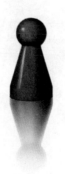

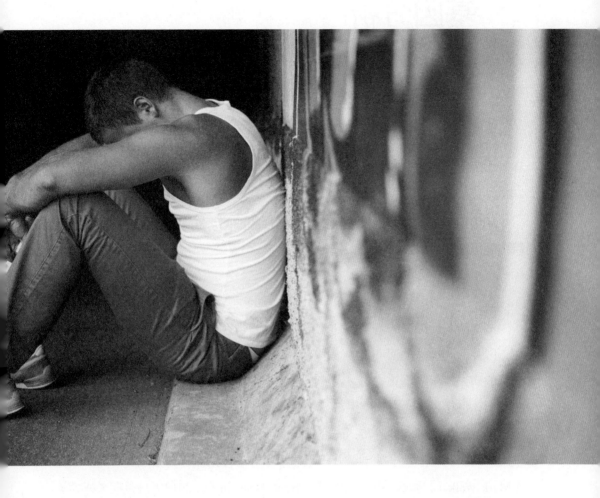

纽约州议员路易丝·斯劳特（Louise Slaughter）在《反基因歧视法》颁布13年前第一次提出要用立法手段反对基因歧视。过去，基因歧视曾对一些美国人的就业和寻求医疗保险造成影响。20世纪70年代，许多美国黑人由于携带镰状细胞贫血病基因，而被工作和医疗保险拒之门外。现在，医生至少掌握着1,000种遗传测试方法，可以诊断或评估人们患乳腺癌、糖尿病、心脏病和帕金森病等若干威胁生命的疾病的潜在危险。

基因分析
应对超级细菌

撰文 | 凯瑟琳·哈蒙 (Katherine Harmon)
翻译 | 高瑞雪

超级细菌泛指对多种抗生素具有耐药性的细菌。实时基因测序可以监控医院内超级细菌的暴发。

测定耐药性细菌的基因序列，可以帮助科学家更好地了解传染病的演变进化，以及耐药性是如何产生的。虽然通过增加医疗工作者洗手的次数、隔离受感染的病人等预防措施，可以在一定程度上减少医院内获得性感染的传播，但在美国，每年还是约有10万患者死于这些可预防的感染。

得益于测序技术的进步，研究人员或许很快就能实时跟踪疫情暴发。就职于澳大利亚昆士兰大学化学与分子生物学学院、传染病研究中心的马克·沃克（Mark Walker）和斯科特·比特森（Scott Beatson），2012年11月在《科学》杂志网站上发表了一篇文章，文中写道，基因组学有能力"彻底改变临床微生物学的当前做法"。当时，临床微生物学主要依靠在实验室中培养病原体来研究品系差异，这是一个相当费时的过程。

一些大有前景的例子已经出现了。产碳青霉烯酶的肺炎克雷伯菌对绝大多数已知的抗生素都具有耐药性。2011年，美国国家卫生研究院临床中心的一次肺炎克雷伯菌疫情暴发，造成了11例患者死亡，多人感染。通过对采自患者和医务工作者的样本进行基因测序，流行病学家可以追踪疫病的发生和发展，发现单个的感染病人，探查出疾病传播轨迹。同年，在英国剑桥一家医院发生的耐甲氧西林金黄色葡萄球菌暴发中，研究人员在疫情发展过程中就对细菌品系进行了测序和分析，这就更加接近实时跟踪了。这些测试帮助医生和研究人员在新生儿特护病房中鉴定出了一种细菌，它与出现在医院其他区域的细菌品系并不相同。由此，微生物学家就能够查出这种细菌潜在的传播方式，降低进一步感染的风险。

这些实例"指向了一种远景，即临床样品的直接测序可以在当天就做出诊断，得到抗生素抗性基因分析和致病基因检测结果"，沃克和比特森写道。这样的测序和分析，对于大多数医疗卫生机构来说，仍然过于昂贵且耗费人力。然而，随着技术的进步，检测工具将会变得触手可及，临床微生物学家可能很快就能在应对超级细菌暴发上做到防患于未然。

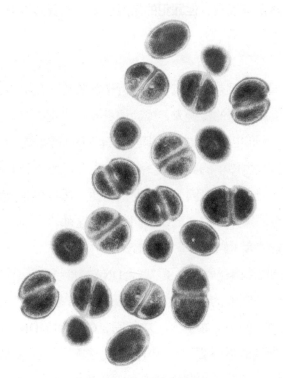

耐甲氧西林金黄色葡萄球菌

DNA时代的
犯罪株连

撰文 | 萨莉·莱尔曼（Sally Lehrman）
翻译 | 王雯雯

美国联邦调查局开放了重刑犯和少数其他罪犯的法证DNA数据库，在犯罪现场采集的DNA样本会在美国联邦调查局的DNA数据库里进行比对。虽然这种匹配会给破案带来线索，但罪犯的亲戚也有可能受到株连。

如果一个美国人有兄弟姐妹或者其他近亲曾被关在监狱中超过一年，他也会被当成有可能实施犯罪的嫌疑人，成为调查人员怀疑的对象。美国联邦调查局（FBI）开放了重刑犯和少数其他罪犯的法证DNA数据库，允许联邦各州分享这些信息。虽然数据库中的数据不一定能和犯罪现场找到的血液、精液或其他证据完全吻合，但却有可能因为足够的相似性，而将犯罪嫌疑人锁定到与某名罪犯有血缘关系的家人身上。批评家们担心，这种"局部匹配"侵犯了个人隐私，同时也过分扩大了嫌疑对象的范围。

1990年，美国联邦调查局建立了"联合DNA检索系统"（缩写为CODIS），帮助调查人员在已被定罪的性暴力和其他暴力犯罪者之中，寻找DNA与未破案件中的证据相吻合的犯罪嫌疑人。数年间，CODIS的DNA数据范围被迅速扩大，许多其他类型的重罪犯、未成年犯和一些轻罪犯也被收录进来。在美国，有五个州允许从被捕的犯罪嫌疑人身上采集DNA，而联邦政府则可以从那些被捕的嫌疑人和被羁留的非美国公民身上取得生物样本。依据染色体上13处个体差异明显的部位（即基因座）上的DNA片段，美国各地的执法机关已经建立了超过360万份DNA档案。

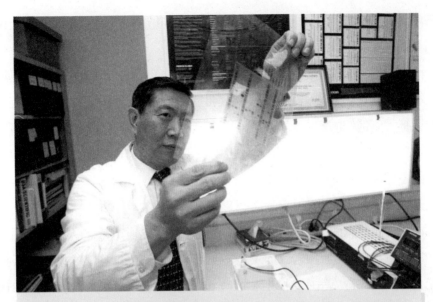

依靠DNA打击犯罪：美国康涅狄格州杰出的法证鉴定科学家李昌钰（Henry C. Lee）正在进行DNA比对。DNA比对在现代执法过程中至关重要。放宽DNA匹配的鉴定标准，会将更多的人，尤其是罪犯的家人，置于警方的怀疑对象之内。

如果鉴证实验室发现，犯罪现场找到的DNA与数据库中的某份DNA档案极为相似，足以说明两者具有血缘关系——每个基因座上的两条基因片段（即等位基因）至少有一条相互吻合。在找不到其他线索的情况下，根据一项过渡计划，州政府可以在得到美国联邦调查局授权之后公开DNA比对信息。

2006年6月2日的《科学》杂志刊载了一篇文章，简单阐述了在数据库中模糊搜索犯罪嫌疑人的强大威力，该项过渡计划就是在这样的背景下出台的。这篇文章的作者估计，即使只有5%的罪犯有亲戚的DNA档案被储存在CODIS里面，通过DNA比对能够找到破案线索的案件数量也会增加数千起之多。他们强调，根据美国司法部的一项调查，46%的囚犯都有亲戚被关在大牢里面。这篇文章的第一作者，美国哈佛大学的医学遗传学家弗雷德里克·比伯（Frederick Bieber）指出："我们不敢贸然断言到底是遗传基因、社会环境、经济状况、身份地位，还是执法行为导致了这一结果，不过从某种程度上说，原因并不重要。"

比伯指出，如果把这张法网撒得更开，执法部门的行动就可以更加迅速，甚至有可能阻止尚未实施的犯罪。可是批评家也指出，把基因监控的范围从罪犯个人扩大到他们的家人，其实是一把双刃剑——既能帮助警方逮捕更多的罪犯，同时也侵犯了个人隐私和人身自由。美国公民自由联盟的科学顾问塔尼亚·西蒙切利（Tania Simoncelli）就反对这种做法："我们不应该将那些无辜的人无缘无故地牵扯进来。"

在新法律的允许下，CODIS数据库日益扩大，越来越多的人仅仅因为被逮捕、被拘禁或者被判轻罪，DNA就被收录其中。家庭株连式的搜索能否提供确凿的破案线索？美国普林斯顿大学的社会学家布鲁斯·韦斯顿（Bruce Western）提出了质疑。他解释道，与重罪犯相比，在被捕、被拘和被判轻罪的人中，非洲裔和拉丁裔年轻人受到了特别"关照"，他们所占的比例被过分夸大了，而家庭株连式的DNA比对会进一步放大这些种族差异。根据对美国加利福尼亚州最大的几个县的一项调查，有半数重罪指控后来都被撤销了。

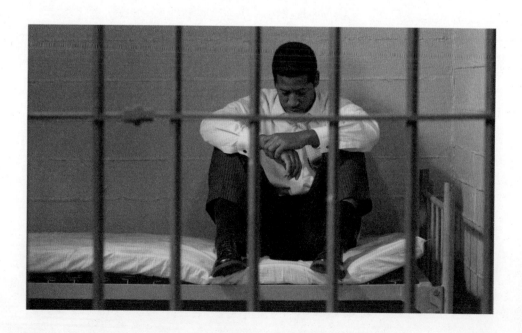

虽然家庭成员确实有共同犯罪的倾向，但以此作为家庭株连式搜索的依据未免有些草率。以此类推，调查人员甚至可以依据其他一些犯罪社会模式，从别的DNA档案类别中搜寻线索，比如从教育程度低下的16～24岁男子的DNA数据库中搜寻犯罪嫌疑人，或者从受害者亲属的DNA数据库中寻找暴力犯罪案件的线索，这些做法显然是不可取的。家庭株连式DNA比对的合理性建立在如下假设之上——犯罪倾向是不可更改的遗传特性。韦斯顿指出，在犯罪学研究中，这一观点仍然颇受争议。

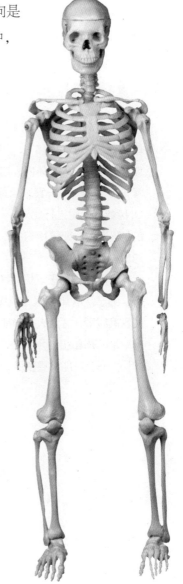

美国加利福尼亚大学欧文分校的犯罪学家威廉·汤普森（William Thompson）担心："对于这项技术，我们有点儿急功近利了。"他希望政府能够开放这个数据库，允许独立研究机构对它进行详细审查和统计分析。他尤其关注数据库中存在的虚假检验结果，以及实验室检测工作中出现的低级错误，比如证据的交叉污染和样品的混淆等。

此外，通过DNA比对找到唯一匹配的统计概率，以及对数据库中人员构成比例的假设，也遭到了质疑。美国亚利桑那州比对了已经在档的重罪犯基因，结果在犯罪者中找到了20组"匹配"对象——在10个基因座上，两者的两条等位基因都相互吻合。但是现有统计算法所做的预测是，我们只能从中找到3组匹配对象。多出来的匹配对象可能是亲戚关系，也可能全无关联，完全只是巧合。

比伯引述了两起备受关注的案件，调查人员在破案过程中使用了株连比对技术，将犯罪嫌疑对象的范围缩小到某人的兄弟或者叔伯身上。但是，只有在匹配对象共同拥有的等位基因非常独特，或者两者极为相似的情况下，这种方法才行之有效。因此比伯建议，将这套血缘分析系统和有利的等位基因匹配概率，应用到"9·11"事件遇难者身上，为事件中痛失亲人的家庭寻找遗骨。CODIS软件系统当时还无法进行如此精细的搜索，但是比伯预测，一旦调查人员见识到这套系统的潜力，并且建立起一套明确的、必须满足的匹配标准，那么CODIS系统的升级肯定势在必行。

DNA匹配鉴定

　　大多数法证DNA分析的检验对象都是DNA的短重复序列，也就是所谓的"短串联重复"（缩写为STR）序列，而检验的位置则是染色体上的13个部位，即基因座——在不同人的体内，这里的基因一般会迥然不同。每个人都有两套等位基因，一套来自父亲，另一套来自母亲。在犯罪现场采集的DNA样本会在美国联邦调查局的DNA数据库里进行比对，寻找在这些个体差异明显的基因座中，是否存在相互吻合的STR序列。如果所有13个基因座上的全部等位基因都相同，就算找到了一个匹配对象。

　　有时候，由于证据存在问题，犯罪鉴证实验室必须在10个基因座上进行DNA分析。为了从联邦数据库中找到"局部匹配"的DNA数据，或者说，找到犯罪嫌疑人的家庭线索，调查人员必须从每个基因座中至少找到一个相互吻合的等位基因。美国马萨诸塞州和纽约州允许调查人员从仅仅4个等位基因中寻找家庭线索及其他线索，这种做法有可能将更多的人牵连到案件调查之中。

测序比赛
带来意外惊喜

撰文 | 克里斯蒂娜·苏亚雷斯 (Christine Soares)
翻译 | 贾明月

　　科学家们希望从蝾螈的基因中找到一些特殊的机制，以探索人类是否能断肢再生。然而，蝾螈的基因组非常庞大，使这项研究陷入僵局。幸而罗氏生命科学公司开发了一种低成本、快速的DNA测序技术，为蝾螈再生研究带来曙光。

　　朱伟 (Wei Zhu，音译) 和杰拉尔德·保 (Gerald Pao) 一直想从基本原理的角度出发，去探求人类和动物的细胞为何能够改变自身特性，变得更像干细胞。戴维·M. 加德纳 (David M. Gardiner) 和S. 兰德尔·沃斯 (S. Randal Voss) 则对蝾螈之谜探索多年，这种动物的细胞可以反复演变成一个全新的身休部件。谁也没有想到，一批数据的出现会帮助这两个迥异的研究方向汇合到一起，让加利福尼亚州和肯塔基州的这些研究小组将各自的想法融合在一起——而这一切都源自于一场测序比赛。

　　比赛的组织者是美国加利福尼亚州帕洛阿尔托市的罗氏生命科学公司，该公司迫切希望推广一种低成本、快速的DNA测序技术。为了找到可能对此技术感兴趣的研究项目，他们在2007年举办了这场比赛，头奖就是100万DNA碱基对的免费测序。保和朱伟都是加利福尼亚州拉霍亚市索尔克生物研究所的博士后，他们提交的研究计划最终获得了胜利。这个计划使用多种技术来探查，蝾螈细胞开始再生缺失的四肢时，分子水平上到底发生了什么。

　　这个问题不仅与蝾螈有关，还关系到如何理解人类能否断肢再生——要完

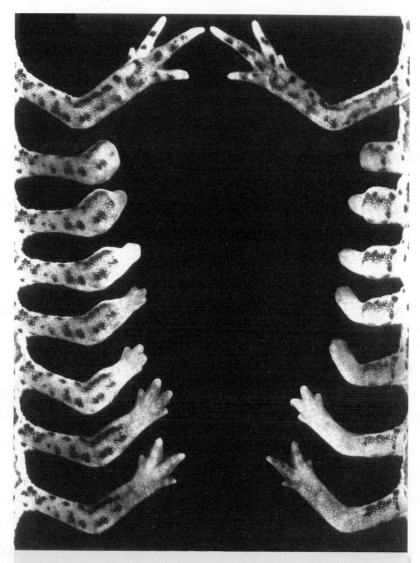

断肢再生：蝾螈的腿（最上端）被切断以后，会重复胚胎四肢发育过程，长出新腿。

成这一"壮举"，关键或许就在于要将我们自身的细胞转变到类似于干细胞的状态。在详细研究了手上的数据之后，研究者们发现，这项偶然发起的测序项目带来的信息，对每个研究小组都极为宝贵，可能使有关蝾螈断肢再生的研究重新焕发活力。

保和朱伟着眼于蝾螈断肢上细胞修复的早期阶段，研究其中伸直的DNA片段，他们推测这部分DNA应该含有即将开启的基因。对这部分的测序结果显示，可能触发细胞再生的基因与胚胎干细胞活跃基因中的一部分相重叠，这

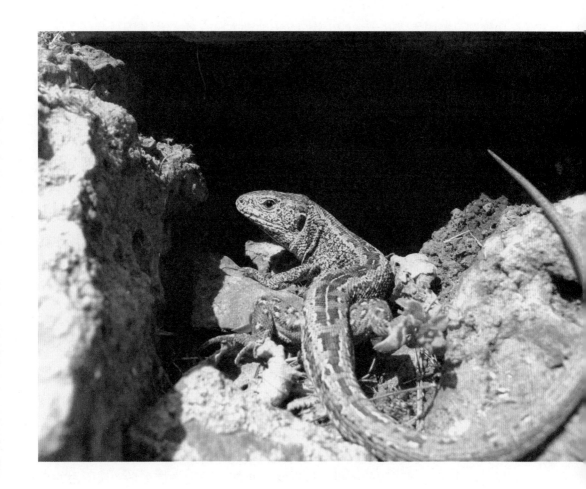

意味着细胞回复到了一种更原始的状态。朱伟说："我们找到了一些非常有趣的候选基因，它们基本上只在生殖细胞中有活性。我们正在尝试确认它们的功能。"

朱伟的导师托尼·亨特（Tony Hunter）解释说："我们的目标显然是推定再生过程中哪些基因被开启，并且加深对这一过程的了解。"不过，如果科学家知道蝾螈拥有什么样的基因，找出哪些基因比较重要就会更容易一些。遗憾的是，亨特评论说："现在还没有完整的测序结果。"

亨特指出，其原因在于蝾螈的基因组非常庞大，"是人类基因组序列的10倍"。美国肯塔基大学的生物学家沃斯维护着一个蝾螈基因数据库。他介绍说，如此大的工作量把那些跃跃欲试的人全吓跑了，因为传统测序方法太昂贵！沃斯用一些免费的测序奖品读取了长串基因组片段，部分目的就在于研究基因组的整体结构。结果他发现，蝾螈基因的组织方式与人类非常相似，编码蛋白质的DNA片段被非编码部分断开，这些非编码区称为内含子。不过蝾螈的内含子非常大，并且充满重复序列，这就是它们的基因组异常庞大的原因。

研究小组还列出了在人类和其他脊椎动物中有明显对应体的新基因名单，这就离找出蝾螈体内断肢再生的特殊机制又近了一步。"蝾螈体内与人类基因相对应的基因，我们原先只知道1,000个，罗氏生命科学公司举办的这场比赛让这一数字增加到10,000个。"美国加利福尼亚大学欧文分校的加德纳说，"尽管这不是全部，但在数量上已经是一大飞跃了。"

每个研究者都迫不及待地想知道测序奖品测得的结果。保和朱伟认为，对蝾螈进行更加深入的分子研究，可以让人们对胚胎干细胞的普遍机制有更深入的了解。看到便宜的测序技术可以带来什么好处之后，加德纳认为，这项比赛会开启蝾螈再生研究的全新分子时代；他承认，使用传统生物学方法已经使这项研究陷入僵局。

加德纳评价说："罗氏生命科学公司的比赛，就像仙女播撒魔法尘埃一样，产生了意想不到的效果。现在我们也能使用生物信息学领域所用的工具了。"

试验事故的惨痛教训

撰文 | 梅琳达·温纳·莫耶（Melinda Wenner Moyer）
翻译 | 冯志华

20世纪90年代，一批科学家太想把基因治疗带来的希望转化为现实，而没有意识到他们并未掌握充足的知识。1999年，一位年仅18岁的患者在接受基因治疗后死亡，使这一领域遭到沉重打击。如今的干细胞治疗也应引以为戒。

1999年，利用正常基因治疗遗传缺陷的希望遭到沉重打击。来自美国亚利桑那州图森市、年仅18岁的杰西·盖尔辛格（Jesse Gelsinger），在美国宾夕法尼亚大学接受基因治疗临床试验时，因多器官衰竭而不幸去世。如今，在该大学成果转化研究实验室的会议厅里，到处摆满的陈设品让人不禁回忆起当年那次试验。《赢得公众信任与实验室生物安全》等书静静地摆放在书架上，白色书写板上则潦草地写着IL-6（白细胞介素-6）和TNF-α（肿瘤坏死因子-α）——正是包括这两种物质在内的免疫因子处于致命的失控状态，才让盖尔辛格丢掉了性命。

考虑到那次临床试验大幅改变了基因治疗的面貌，甚至连詹姆斯·M.威尔逊（James M. Wilson）的职业生涯也为之巨变，上述追忆并不令人惊讶。威尔逊是一位医学遗传学家，时任美国宾夕法尼亚大学人类基因治疗研究所所长——1999年，正是这家研究所在盖尔辛格身上进行了临床试验。事发后，美国食品药品监督管理局（FDA）禁止该研究所继续进行人体试验，随后威尔逊辞去所长职务（但仍留在宾夕法尼亚大学从事研究工作），该研究所目前也已

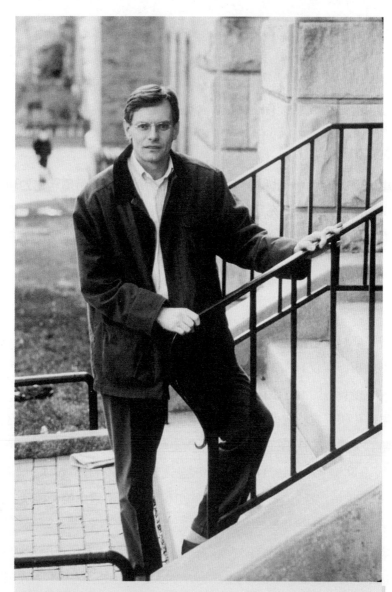

沉重一击：1999年，威尔逊主持的一项基因治疗临床试验导致一位患者死亡。如今，他以切身体会向那些从事干细胞治疗研究的科学家提出建议。

经解散。2005年，FDA宣布从公众的视野中消失了几年的威尔逊可以在特定的监控下开展临床试验，但5年内不得担任试验的首席科学家。FDA还要求他撰写一篇文章，记述他从试验事故中吸取的教训。威尔逊将这篇文章发表在2009年4月出版的《分子遗传学与新陈代谢》杂志上。此后，他开始辗转多所大学演讲，向听众强调小心谨慎对于一名临床科学家的重要性，尤其是涉及干细胞时——今天的干细胞治疗已经像昔日的基因治疗一样，被人们寄予厚望。

谈到1999年9月发生的那场试验事故，威尔逊的语气平静且沉稳。"以我目前所知，我绝不会开展当时的研究。"他在会议厅中背对着那块白色书写板说道。威尔逊解释说，在20世纪90年代，像他那样的一批科学家太想把基因治疗带来的希望转化为现实，而没有意识到他们并未掌握充足的知识，无法确保这种应用于人体的研究足够安全。他说："我们对这一概念的认识过于简单化，认为只要把正常基因导入就万事大吉了。"

他开展这项试验的目的是为了测试鸟氨酸转氨甲酰酶（缩写为OTC）缺陷症疗法的安全性。这是一种罕见的疾病，患者的肝脏缺乏OTC基因的正常拷贝。这种缺陷抑制了机体对氨的清除作用，而氨是蛋白质分解代谢时产生的一种有毒产物。宾夕法尼亚大学的科学家构建了减毒腺病毒和感冒病毒毒株，以它们为载体，将OTC基因的正常拷贝导入患者的肝脏。

在盖尔辛格之前，有17位患者接受了治疗。盖尔辛格是同一试验组中最后一位接受治疗的患者，不过在治疗中，他接受的注射剂量是最高的。FDA及很多科学家都提出质疑：在同一试验组中几位先接受治疗的患者都出现严重肝脏不良反应的情况下，为什么还要让盖尔辛格接受治疗？威尔逊解释说，他们之所以决定继续试验，是因为认为这种不良反应是"一种预料之中的毒性作用"。基于此前在动物身上进行的研究，他们认为这是可以控制的。美国华盛顿特区国家儿童医疗中心的儿童医学研究所主任马克·巴特肖（Mark Batshaw）也参与了1999年威尔逊的试验。按照他的说法，威尔逊和他的科研团队以极其惨烈的方式明白了"从动物实验中得到的知识，不一定能用来预测在人体中会发生些什么"。

FDA还有其他理由质疑让盖尔辛格参与治疗的决定。就在治疗开始前，盖尔辛格正在忍受中等程度OTC缺陷症造成的痛苦，他血液中氨的浓度很高，这表明肝脏功能不太正常。然而，在3个月前进入试验组时，他的血氨浓度尚处于可接受的程度，这些科学家仍然对他进行了基因治疗。威尔逊应当为治疗流程及患者对这一流程的依从性负责，现在他承认："治疗流程未能以足够清晰的方式标注出何时氨的浓度应处于何种水平，这是一个重大缺陷。"

盖尔辛格体内浓度较高的氨是造成他死亡的因素吗？这一问题让威尔逊沉默许久。"呃，我认为并不是这样，"他轻声说，"这些因素很难在生物学上予以证明。"没有人能准确地知道，治疗步骤、盖尔辛格的肝脏功能及其免疫系统是如何彼此交联在一起的。不过威尔逊现在相信，这位年轻人死于一种极为罕见的抗体依赖性感染增强作用。他解释说，治疗前他或许曾经感染过一种类似的腺病毒，使机体产生了对抗这种病毒的抗体。正常情况下，当机体再次遇到这种病毒时，该病毒可以被抗体控制住。但在一些偶然情况下，病毒会激发出致命的免疫应答。然而，威尔逊也承认，这一猜想无从证实，因为盖尔辛格经预处理的血样并没有保存下来。

威尔逊表示，即便盖尔辛格是死于一种罕见且难以预测的并发症，他也不会推卸责任。"宾夕法尼亚大学、基因治疗的同仁以及患者家属都指望我们能够成功，我让他们失望了，"他说，"坦白说，我不知道应该用多少种不同的方式来表达这一点。我感到遗憾、懊悔、糟糕透顶——我很抱歉。"此外，盖尔辛格去世后，他的亲属以一起未披露的金钱往来为由，将宾夕法尼亚大学置于一场与患者非正常死亡相关的法律诉讼当中。

在那篇"吸取教训"的文章中，威尔逊建议研究者要避免将自己置于可能导致潜在金钱冲突的境地中去（1992年，威尔逊曾成立了一家专注于基因治疗的生物技术公司）。他还呼吁，研发治疗方法的科学家不应当再亲自参与将这种方法付诸人体的试验。他说："你不能扮演代表研究受试者的那个角色。"威尔逊强调，临床科学家要始终扪心自问，如果最坏的情况真正发生了——而不仅仅是可能会发生，自己能否接受这一状况。他认为，如果在1999年就问过自己这个问题，他不会进一步深陷泥潭。

过去十年对基因治疗来说是一段艰难时期，但威尔逊认为，基因治疗走下坡路是不可避免的，盖尔辛格的死"很明显是这一切的导火索"。不过他表示，"三十年河东，三十年河西，当时这一领域的研究本来就即将步入一个困难阶段。"尽管一些基因治疗试验取得了有限的成功，但仍有很多试验在志愿者身上诱发了不少副作用。

威尔逊并未放弃这一领域的研究，他试图让基因治疗变得更加安全。1999年以来，在制药公司葛兰素史克赞助的一笔基金的支持下，他的实验室鉴定出了120株新的腺相关病毒。这种病毒更容易躲过免疫系统的监视，能以低风险的方式导入基因。他将这些病毒分发给全世界700位研究者用于进一步研究。他和其他科学家都希望，今后再也不要出现第二个杰西·盖尔辛格。

腺相关病毒

属微小病毒科，从昆虫到人类都已分离出该病毒。腺相关病毒无被膜而具有二十面体结构，含线状单链DNA基因组，需要其他辅助病毒（如腺病毒）参与复制。

基因治疗
重装上阵

撰文 ｜ 梅琳达·温纳·莫耶（Melinda Wenner Moyer）

翻译 ｜ 冯志华

基因治疗在应对肿瘤、艾滋病、心脏病、先天性眼盲和帕金森病等方面都有令人乐观的疗效。然而，在导致一系列医疗事故后，基因治疗渐渐淡出了人们的视野。今天，科学家们希望公众能重拾对基因治疗的希望。

20世纪90年代初，基因治疗犹如坐了一趟云霄飞车：被冠以"未来医学"的美名，前来求医的患者络绎不绝；但在导致一名18岁青年死亡，并导致其他3例白血病后，情况急转直下。2007年7月，美国伊利诺伊州一名36岁的女性在接受类风湿关节炎的治疗后死亡，人们又将这一病例与基因治疗联系在了一起。所幸的是，后来的深入调查替基因治疗洗脱了污名。尽管阴云尚在，但凭借基因治疗领域最近的一些新进展，科学家们可以暂时将这些坏消息置于脑后了。

所谓基因治疗，是将新基因或经过改造的基因插入人体细胞来治疗或预防疾病。起初，研究人员计划利用这一疗法来治疗一些遗传疾病，比如囊性纤维化，这些疾病是某些正常基因产物缺失所致。将功能完好的缺失基因拷贝转入需要这些基因的细胞，就能治疗此类疾病。发展至今，科学家已大大扩展了基因治疗的应用范围，包括"训练"免疫细胞去捕杀肿瘤，构建新的血管，以及让免疫系统对感染产生抵抗力等。

美国基因治疗协会主席、田纳西州孟菲斯市圣犹大儿童研究医院血液病专家亚瑟·尼安胡伊斯（Arthur Nienhuis）表示："我们确实无法全方位知晓基因治疗能干些什么。"撰写该文时，除了有12项肿瘤疗法和1项心脏病疗法正处于大规模Ⅲ期临床试验以外，基因治疗领域还取得了一些前期进展：2007年6月，纽约长老会医院宣布，帕金森病Ⅰ期临床试验结果令人乐观；美国宾夕法尼亚大学正在人身上进行视力治疗试验，这一疗法曾使70只先天性眼盲的狗恢复视力；另外还有8个研究小组正在准备测试新的艾滋病疗法。尽管还没有一种基因治疗方法获得美国食品药品监督管理局的批准，但已有800多项临床

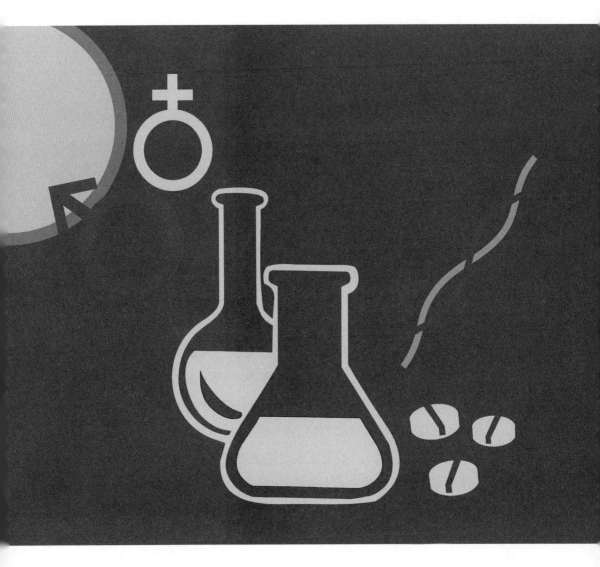

试验正如火如荼地进行。中国也已批准了两项癌症疗法，不过疗效尚不明晰。

基因治疗可以只针对需要治疗的组织实施治疗。这一特性让它的前途无比光明，也让它的道路坎坷曲折。美国华盛顿大学的心脏病专家戴维·迪切克（David Dichek）解释说："基因治疗与传统药物治疗的主要区别在于，接受传统治疗的患者服用药丸或接受注射后，只有极少量药物能够真正到达需要治疗的部位。"在基因治疗中，确保精准命中靶点也并不容易。在一些临床试验中，当靶细胞能够直接注入或轻松移除时，研究者便可通过一些方法绕开这一难题。比如，医生可以将需要治疗的组织细胞分离出来，在实验室中进行基因改造，然后重新注入患者体内，替换原有细胞。然而，如何让基因作用于难以触及的靶点，仍是该领域最大的难题之一。

在进行基因治疗时，大多数科学家利用经过改造的病毒作为载体来传递基因，毕竟传递遗传物质简直就是病毒的看家绝活儿。如果科学家将病毒本身的遗传物质剥离，用治疗性基因取而代之，病毒依然会携载着后者到达细胞。不同的病毒各有分工——一些攻击肝脏，另一些则对付神经；有些会将自身DNA插入到宿主的基因组中，有些则不会。这让内科医师可以根据不同的治疗目的，选择最佳病毒来执行治疗任务。如有必要，还可以对这些病毒进行基因工程改造，使它们更适于治疗目的。美国南加利福尼亚大学凯克医学院和洛杉矶儿童医院的免疫学家唐纳德·科恩（Donald Kohn）称："为了引导病毒前往特定位置，科学家付出了巨大的努力。"

但病毒作为载体存在先天不足。科恩解释说："我们的免疫系统就是进化出来对付病毒的。"1999年，导致年仅18岁的杰西·盖尔辛格死亡的罪魁祸首，并非基因治疗本身，而是他的免疫系统对这种疗法产生了过于剧烈的反应。因此，即使载体病毒已经顺利到达靶细胞，科学家还需确保机体不会攻击"被感染"的细胞。近年来，科学家们已经通过许多方法实现了这一目标，比如减少治疗剂量，让患者预先服用免疫抑制药物，或者把载体伪装起来骗过免疫细胞。一些科学家还抛开载体，直接使用"裸"DNA，或者采用其他方法来包装基因。

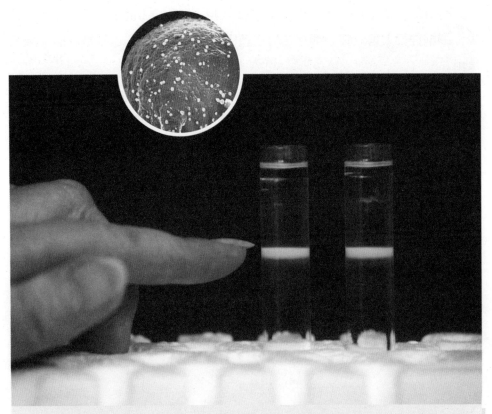

基因治疗的特殊载体：经过离心后，携带有人类基因的腺病毒聚集在试管中的蓝色液层。这种病毒感染人类后，一般会导致类似普通感冒的症状，但经改造的腺病毒可将治疗性基因转运至机体靶细胞来治疗疾病。

即便基因治疗能攻克重重难关，它能摆脱以往的不良声誉吗？一些科学家坚持认为，基因治疗从来就不是什么危险的疗法。美国纽约西奈山医院的肿瘤学家胡流清（Savio Woo）说："如果比较发展中的基因药物和传统小分子药物的安全性，就会发现并没有证据表明前者更危险。"他表示，目前已有数千名患者接受了基因治疗，但产生不良反应的仅有几例。3位"泡沫男孩"（对"X连锁重症联合免疫缺陷病"患者的俗称）之所以患上白血病，可能是因为治疗性基因在他们身上产生了特殊的副作用，这种基因可以刺激免疫细胞增殖。美国斯坦福大学的遗传学家马克·凯（Mark Kay）指出："在任何时候，少许细胞进行大量分裂，都存在二次基因改变的可能性，这就是肿瘤形成的缘由。"

作为一个正在不断发展和完善的领域，科学家期望公众对基因治疗的认识也能与时俱进。"毫无疑问，我们已经在临床上取得了成功，现在正站在临界点上，即将获得更大的突破，"美国基因治疗协会主席尼安胡伊斯说，"我认为，在未来数年内，我们将听到更多好消息。"

"定制婴儿"
渐行渐近

记者 | 廖红艳

科学家首次实现了对单个卵细胞的高精度全基因组测序。植入前遗传学诊断将帮助更多家庭"定制"出健康的下一代。

2013年5月，美国女星安吉丽娜·朱莉（Angelina Jolie）在《纽约时报》上发表了一篇震惊世人的文章，称她已切除了双侧乳腺。朱莉说，她的母亲与癌症搏斗了近十年，于2007年死于卵巢癌。而医生通过基因检测，发现她带有缺陷基因*BRCA1*，患乳腺癌和卵巢癌的概率分别高达87%和50%。为了不让自己的孩子因此失去妈妈，她决定切除乳腺，这样她患乳腺癌的风险可以下降到5%。朱莉的遭遇让许多人深感惋惜，如果朱莉晚出生20年，也许她的父母可以采用一种叫作"植入前遗传学诊断"的方法，让孩子远离遗传病（不过，朱莉也就不存在了）。

植入前遗传学诊断是在完成试管婴儿的过程中进行的。传统的做法是，医生先从夫妻体内分别取出精子与卵子，进行体外受精，产生一些受精卵。当受精卵长成由8个细胞组成的早期胚胎时，医生从每个胚胎中取出1个细胞，分别进行分子遗传学检测，然后挑选携带健康基因的胚胎，植入母亲的子宫内受孕，最终生出健康的"无癌宝宝"。

现在，北京大学生物动态光学成像中心的谢晓亮、汤富酬和北京大学第三医院的乔杰合作，又找到了一个更好的植入前遗传学诊断方法，相关成果发表在2013年12月19日的《细胞》杂志上。确切地说，新方法检测的不是胚胎细

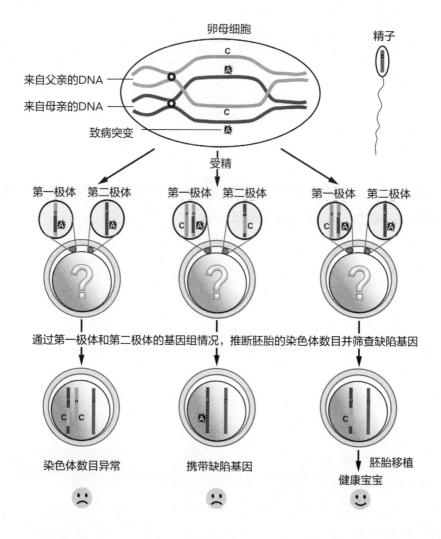

胞，而是卵细胞成熟、受精过程中出现的独特附属结构——极体。极体是卵细胞形成过程中的副产物，且不参与卵细胞后续的正常发育过程。研究人员通过对极体进行单细胞全基因组测序，推断出在受精卵中母源基因组的情况，从而选择出一个正常的胚胎进行移植。

卵母细胞会经过两次减数分裂：第一次减数分裂形成次级卵母细胞和第一极体，然后次级卵母细胞再进行第二次减数分裂，生成成熟的卵细胞和第二极体。所以，只要对两个极体的基因组进行高精度分析，再根据准妈妈的基因情况，就能准确推断胚胎的染色体数目或筛查特定的基因突变。新技术的优点是，不干扰胚胎的正常发育，因为从正在发育的胚胎中取出一个细胞，可能会影响胚胎的后续发育；新技术的不足之处则是，只能用于检测胚胎携带的来自母亲的遗传疾病。

值得一提的是，研究人员还首次实现了对单个卵细胞的高精度全基因组测序。在测定单个细胞基因组时，研究人员往往会面临一个问题，那就是如何从样品中获得足够多的、用于遗传检测的DNA。要想分析一个单细胞的基因组，必须在试管中人为复制其遗传物质，但这个过程并不完美，基因组中的某些区域可能比其他区域产生更多的拷贝，复制过程也有可能造成原始基因组序列信息的改变。

为了将犯错的可能性降到最低，研究团队使用了目前最先进的单细胞全基因组扩增技术——多次退火环状循环扩增技术，这是谢晓亮在哈佛大学时开发的。早前，研究人员已将这项技术应用到人类单个精子基因组的分析研究中，并首次实现了人类单个精子的全基因组测序。这项技术亦可应用于胚胎活检，帮助医生筛查出更多种类的遗传病，提高植入前遗传学诊断的准确性。

对单个卵细胞、极体细胞或者胚胎细胞进行基因组测序，既能提高试管婴儿的成功率，又能降低遗传缺陷婴儿的出生率。人们形象地把这样出生的婴儿称为"定制婴儿"。现在，越来越多不孕不育夫妇开始接受试管婴儿，而基因技术的发展也必将帮助更多家庭"定制"出没有家庭遗传病的健康下一代。